朝日新書
Asahi Shinsho 937

ハーバードが教える
最高の長寿食

満尾　正

朝日新聞出版

はじめに

本書を手に取っていただき、ありがとうございます。

日頃の健康管理の大切さをこれまで以上に感じさせてくれたのが、3年余り続いたコロナ禍であったと思います。健康という最高の財産は、ほっておいたら段々と劣化してしまい、気がついたら失われていってしまうものです。本当に大切なものは、失われて初めて気づくとも言われますが、健康とはまさにそうしたものではないでしょうか。

ではどのように健康管理を行えば良いのでしょうか。定期的な人間ドックを受けていれば十分なのでしょうか。人間ドック不要説を唱える方もおられるようですが、人間ドックは病気の有無を確認することができますので、その意味ではとても重要なものです。

しかし残念ながら、通常の人間ドックの検査項目だけでは、十分な健康管理を行うことは不可能です。その理由は、栄養状態やホルモンレベルの評価、有害金属汚染の有無に関する検査など、健康維持、増進のために必須の情報が欠けているからです。

健康長寿のためには、**「心」「食」「動」「眠」の4つのが重要なポイント**になります。

「心」とは日常生活における心のあり方。「食」とは食生活の内容。「動」は、運動だけでなく、頭脳を働かせることも含まれます。そして「眠」は良質な睡眠を意味します。

抗加齢医療のクリニックの検査では、これらの中で「食」の部分について詳しく知ることができます。ビタミンやミネラルの不足が起きていないか、魚から得られるオメガ3脂肪酸は足りているのか、さらには有害金属の水銀やヒ素などは検出されないのかなどという、自分自身でも気づかない本当の自分の姿を知ることができるのが、抗加齢医療が提供している検査、アンチエイジングドックです。

そして、**健康長寿を実現するうえでは、「結局、和食が最高である！」**ということを広く再認識していただきたかったことが、本書を刊行する一番の動機です。最先端の医学研究によって日々検証されている健康的な食事の基盤が、日本食、和食にあったという、なんだか実に遠回りをしてしまったというか、本当に大切なものは足元にあったという感覚が私の本音でもあります。

当院は2002年の開業以来、早いもので20年余りの月日が流れました。この間キレーション治療という日本ではまだまだ普及していない点滴治療を中心とした抗加齢医療に取り組んできました。私自身は大学医学部を卒業後、救急医療に従事したのち、現在の抗加齢医療の領域に足を踏み入れました。

このきっかけとなったのが、1994年から2年間、**米国のハーバード大学の研究員**として留学の機会を与えられたことでした。留学先は外科代謝栄養学教室という名称の研究室で、アミノ酸代謝や外科的侵襲状態における細胞代謝の変化を研究していた部門です。その当時、研究室で行っていた一つのテーマが、グルタミンというアミノ酸を投与した上で成長ホルモンを注射することで腸管壁の成長を促進できるか否かというものでした。この治療法が有効であれば、小腸の大半を切除しなくてはいけない術後患者さんの大きな助けになるというものでした。

しばらくすると、この成長ホルモンを利用した抗加齢医療（Anti-aging）という領域が、米国内で一挙に広まりました。こうした中、2001年、私は知人の先生方と米国へ抗加齢医療の認定資格を取りに行き、日本で初の抗加齢医療専門医の資格を取得しました。その帰路に恩師のTerry Grossman先生のクリニックに立ち寄り、抗加齢医療の検査やキレーション治療などの点滴を自分自身で受けたことが、現在のクリニックを開業するための大きな動機になっています。

キレーション治療とは鉛などの有害金属を排出させるための点滴治療ですが、同時に栄養医学的な検査と治療を行い、全身状態を良好な状態に維持することも並行して行うものです。キレーション治療の基礎を学ぶ中で痛感したことは、**米国における栄養医学の知見が、日本よりも数十年先を歩んでいるという現実**でした。キレーション治療を中心とした統合医療に関する研究会ACAMの前身は1973年に設立されており、ハーバード大学でも1990年の半ばから統合代替医療の分野に関する評価が始まり、2001年には統合医療に関する研究機関、Oscher center for integrative medicine、が設立されています。

健康であることは当たり前の現象ではありません。人生100年時代などとも言われていますが、日本人の平均寿命の延びは1970年代ごろから減少傾向にあります。さらにコロナ禍の影響もあり2021年の平均寿命は前年を下回りました。文明が進み日常生活は便利になってきましたが、その反面、食生活の乱れや運動習慣の減少などによって健康を維持することが難しくなってきています。

現在のように積極的に健康を管理することが求められている時代はありません。本書では**和食の基本的な食べ方**から、**健康診断の項目別や男女別の食養生**まで解説しています。**人間ドックの診断表を手元に置きながら読んで**、ご自身の基礎的な健康状態をまずは把握してもらえればと思います。

本書の内容が皆様の健康増進のお役に立てば私にとって大きな喜びです。

ハーバードが教える　最高の長寿食　目次

特に日本人が意識して摂りたい3大栄養素

和食こそ世界最高の健康長寿食

3章 最新医学が教える 健康診断の読み方と数値別・男女別の食養生

4章

健康寿命を延ばす人の生活習慣

脳も食事から健康にする

1章

いま明かされる伝統のパワー

なぜ和食が世界最高の健康長寿食なのか

老化とは何か

今の生活習慣が10年先の健康を作る

人はいつから老いるのでしょうか。人間の本来の寿命は125歳といわれています。「人生100年時代」と言われるように、医学の進歩により昔に比べて平均寿命が延び、100歳を超えて長生きする人も増えました。しかし、平均寿命は男性81・05歳、女性87・09歳（厚生労働省、2022年調査）、ほとんどの人は100歳になる前に亡くなっています。実は**男女共にホルモン分泌量のピークは20代半ば頃で、それを過ぎると徐々に老化が進んでいきます。**そして、糖尿病、心臓病、脳卒中、がんといった、死につながる病気のほとんどには、この「老化」が深く関わっています。

老化とは、年齢を重ねることで体の機能が低下することです。この機能低下を抑えることができれば、寿命を縮める病気を予防することができ、いつまでも若々しく元気でいられるという考えを基に、老化を研究し、健康長寿を目指すのが「アンチエイジング（抗加齢）医学」です。

老化には、**加齢などによる「止められない老化」と食事や生活習慣によって「止められる老化」**があります。止められる老化を加速してしまう要因を見つけて予防すれば、かなりの度合いで老化にブレーキをかけることができます。ですから50代を元気に過ごしたければ40代で健康的な習慣を身につけることが大切ですし、70代以降の老年期を健康で過ごすには60代の生活がものを言います。今の生活が次の10年を作るのです。食事で言えば、いつ、何を、どう食べるか、意識を高く持って健康に資する食生活をいまから積み重ねていくことが重要です。

止められる老化を加速してしまう要因には、大きく次の三つが挙げられます。それぞれについて少し詳しく説明しましょう。

❶活性酸素による「酸化」
❷過剰な糖とたんぱく質が結びつく「糖化」
❸ホルモン分泌の変化

酸化とは活性酸素による「体の錆《さ》び」

「酸化」とは、いわば「体が錆びる」ことです。鉄が長く外気に晒《さら》されていると、空気中の酸素と反応し、錆びてボロボロになりますが、体の中でもこれと同じようなことが起こっています。

私たちの体は、食べ物から取り込んだ糖質や脂質に、外気から取り込んだ酸素を反応（燃焼）させてエネルギーを作り出し、生命活動を維持しています。このときに発生するのが「活性酸素」です。活性酸素は、構造上、ペアになっていない電子を持つため不安定な酸素分子です。発生すると、不安定な自らを安定させるため、他の細胞から電子を引き抜き結合しようとします。電子を引き抜かれた細胞は傷つき、これによってさまざまな老化現象を引き起こします。これが体の錆び、すなわち酸化のメカニズムです。

私たち人間は呼吸をして生きている限りエネルギーを作り出していますから、誰もが活性酸素の発生をゼロにすることはできません。しかし、生活習慣によって必要以上の活性酸素を大量発生させないように気をつけることはできます。

活性酸素は、喫煙、お酒の飲み過ぎ、激しい運動、食べすぎ、ストレスなどによって大量に発生します。消化・吸収に多くのエネルギーを使うと活性酸素の発生量が多くなりますし、健康によいと思われる運動でも、酸素・二酸化炭素のガス交換を大量に必要とするような激しい運動は発生する活性酸素が多くなります。

体はよくできているもので、活性酸素を毒性の低い物質に変えて消去するための「SOD（スーパーオキサイドディスムターゼ）」と呼ばれる酵素を持ち合わせています。いわば錆び止めです。ただし、この酵素は加齢に伴って減っていきます。年齢とともに老化が進むのはこのためでもあります。酵素はたんぱく質を主材料とし、亜鉛、銅、マンガンなどの助けを借りて作られますから、これらの栄養素が不足しないよう補うことを心がけましょう。

一方、酵素が減少しても、外部から活性酸素を消去する物質を補うことができます。これが**「抗酸化物質」**と呼ばれるもので、ベータカロテン、ビタミンC、ビタミンE、ポリフェノールなどがその代表です。意識的に抗酸化物質を含む食材を取り入れることで、体の錆びに対抗することができます。

糖化とは糖とたんぱく質が結びつく「体の焦げ」

「糖化」とは、いわば「体が焦げる」ことです。これは細胞内のたんぱく質が糖と結合することで起こります。私たちの体の細胞を構成している主要な成分はたんぱく質ですが、酵素や脳の神経伝達物質もたんぱく質でできています。本来、たんぱく質は立体的な三次元構造をしており、さまざまに動くことができるのですが、糖と結びつくとくっつきあって自由に動けなくなり、大切なはたらきが妨げられてしまいます。そのため細胞自体の機能が低下して老化につながります。

また、このように糖質とたんぱく質が結びついた変性部位では、「AGEs（Advanced Glycation End Products ＝終末糖化産物）」と呼ばれる物質がたくさん産出されます。糖とたんぱく質は自然に化合物を作る傾向があるのですが、熱と乾燥という条件が加わるとAGEsを作る速度はさらに早まります。美味《おい》しいパンケーキが焼き上がるときに、卵のたんぱく質と小麦粉の糖質が結びつき、熱と乾燥が加わって茶色い焦げ目が付くのをイメージするとわかりやすいかもしれません。

実は、パンケーキなど高温で調理した食べ物にはAGEsがたくさん含まれています。体の中でもこれと同じような現象が起こっています。例えば**皮膚の茶色いシミは、糖化によってできた一種の焦げ。そこにはAGEsが溜《た》まっている**のです。

AGEsの厄介なところは、これを分解したり排泄《はいせつ》したりすることが十分にできないため、体内に蓄積されてしまう傾向があることです。体内に蓄積したAGEsは、細胞にはたらきかけて炎症を引き起こし、細胞の機能を低下させます。

細胞の機能低下によってエネルギー代謝が悪くなれば余分な脂肪が溜まりやすくなります。また、皮膚のコラーゲンもたんぱく質ですから、糖化すれば肌の弾力がなくなってくすんでくるなど、体のいたるところで老化が進みます。

糖化でダメージを受けた血管に酸化が加われば動脈硬化が発生しやすくなり、心臓血管疾患やがんなど、さまざまな病気につながることもわかってきました。

糖質もたんぱく質も、体のエネルギーを得るために欠かせない栄養素です。酸化と同じように、私たちが生きている限り、糖化は日々体内で起こっており、ある程度は避けられない現象と言えます。しかし、生活習慣を見直すことで、過剰な糖化を起こりにくくすることは可能です。できるだけ体内のＡＧＥｓを増やさないために、次のポイントを意識しましょう。

①空腹時血糖値を１００mg／dL未満に維持する

血糖値の急上昇・急降下は糖化を進めます。血糖値を急速に上昇させる食品であるお菓子や精製された穀類など、糖質の多い食材を控えめにしましょう。食事は糖質類を最後に食べるように心がけ、一気に大量に食べないようにすることも大切です。1回の食事は最低でも20分程度、時間をかけるようにしましょう。

②　ＡＧＥｓを多く含む食品を控えめにする

食品中のＡＧＥｓは、約７％程度が人体に吸収されると考えられています。「糖質＋たんぱく質＋熱・乾燥」で茶色く焦げたような食品はＡＧＥｓが多く含まれていますので、食べ過ぎに注意しましょう。清涼飲料水に含まれる異性化糖も、ＡＧＥｓを急速に増やすことが知られています。また、加熱調理温度が高いとＡＧＥｓは増加しますので、**「焼く・揚げる」よりも「煮る・蒸す」といった調理法を選べば、ＡＧＥｓの蓄積を少なくできます。**

ホルモン分泌の変化は20歳代から始まっている

老化を進める三つ目の要因は、「ホルモン分泌の変化」です。ホルモンとは、体のはたらきを調節する情報伝達物質、いわばメッセンジャーの総称です。一口にホルモンといっても多種多様で、私たちの体の中ではいろいろなホルモンが複雑に働き合うことで健康を維持しています。

例えば、若さを保つのに必要なホルモンの一つはhGH（ヒト成長ホルモン）で、大人になっても分泌されます。睡眠と深く関わっており、そのほとんどは眠っている夜間に分泌されます。また、睡眠の質を上げるにはメラトニン、日中の不安感の解消にはセロトニンといったホルモンの働きも必須です。

さらに、血糖値を下げるために分泌されるインスリンもホルモンの一種ですし、緊張状態で分泌されるコルチゾールというホルモンには血糖値を上げる働きがあります。

このように、体の中ではさまざまなホルモンがお互いに関与しながら働いているのですが、絶えずストレスに晒されている現代人は、ストレスによってホルモン分泌のバランスが崩れ、体調が整わなくなっていることが多いのです。それが、過度に老化を進めることにもつながっています。

ストレスを受けると、腎臓のすぐ上にある副腎皮質という器官から、ストレスホルモンと呼ばれる「コルチゾール」が分泌されます。本来、これは過度なストレスから体を守ろうとする反応なのですが、コルチゾールが過剰に分泌されると、他のホルモン分泌を減少させてしまうのです。

中でも分泌低下が進みやすく問題だと思われるのが、若返りホルモンと呼ばれる「ＤＨＥＡ」と、それを原料として作られる男性ホルモン「テストステロン」の減少です。

ＤＨＥＡは、正式名称をデヒドロエピアンドロステロンといい、コレステロールを原料に副腎で作られます。筋力、免疫力、意欲を維持し、発がん抑制にも関わるなど多くの働きがあり、**健康長寿の人はＤＨＥＡの数値が高い**こともわかっています。**男性ホルモン（テストステロン）も、女性ホルモン（エストロゲン）も、このＤＨＥＡを材料に作られます。**そして、いずれも大本の原料はコルチゾールと同じコレステロールです。

ですから、強いストレスに対応するためにコルチゾールが大量に分泌されると、材料不足に陥ってＤＨＥＡのレベルも、テストステロンのレベルも下がってしまうのです。

ＤＨＥＡは男女とも20歳代をピークに加齢とともに減少していきます。特に男性は30代半ばからガクンと減ります。これにはさまざまな要因が絡んでいると思いますが、その**最大の原因はストレス**だと考えられます。

また、60歳以上の男性よりも40～50歳代の男性のほうがテストステロンの数値が低いという報告もあります。理由については明らかではありませんが、働き盛りの管理職世代に多いストレスの影響は容易に想像がつきます。

このテストステロンの減少には糖分摂取が関わっていることもわかっています。仮説ですが、血糖値が高い状態が続くと視床下部から出る成長ホルモン放出ホルモン（GHRH）の分泌を抑えてしまうからではないかと考えられています。脳下垂体系の働きが抑えられる結果、それに関連するさまざまなホルモン分泌のバランスが崩れてしまうのです。DHEAを摂取すると、逆にGHRHの分泌を助けることになります。

因《ちな》みに、男性ホルモンであるテストステロンは女性の体内でも記憶力や意欲、筋肉をつくるなど重要な働きをになっています。男女を問わず、ストレスマネジメントとともに、食事などでできることを取り入れ、テストステロンのもとになるDHEAをできるだけ減らさないようにすることが、若さと元気を維持するポイントになります。

老化に対抗するのは「心、食、動、眠」

ご存じのように、老化の加速度合いは個人によって違います。40代を過ぎる頃になると、同じ年齢でも**「驚くほど若々しい人」と「妙に老けている人」の差がはっきりと出てきます。その違いは、酸化・糖化・ホルモン変化がどれだけ進んでいるかという、体内の変化の違い**です。

それは外見にも現れるので、外見はある程度、老化速度のバロメーターとも言えます。**「外見の若い人は体年齢も若い」と思って、おおよそ間違いはない**でしょう。

過剰な酸化・糖化・ホルモン変化を食い止め、若さを保つには、言うまでもなく生活習慣を見直し、コツコツ実践することです。アンチエイジング医学の世界では**「心、食、動、眠」を4本柱**として重要視しています。昔から**「快眠、快食、快便、医者要らず」**と言われますが、これはその通りで、よく食べ、よく動くことが快便につながりますから、やはり食事、運動、睡眠、そして**ストレスにうまく対処できるメンタル**、これが現代でも変わらぬ健康の基本と言えるでしょう。

よい睡眠を確保すること、糖質やアルコールを過度に摂らない栄養バランスのとれた食事、適度な運動を習慣にすること、そしてホルモンレベルを維持すること。このようなちょっとした習慣の積み重ねが、総合して老化のスピードを左右します。睡眠や運動を含め、生活習慣全体については4章で触れますが、本書では、特に食事に焦点を当てて「老いない食事」の秘訣《ひけつ》を探ってみたいと思います。

特に日本人が意識して摂りたい3大栄養素

健康の基礎になる栄養の力

現代は、いつでも食べたいものが手軽に手に入る便利な時代ですが、忙しいから、面倒だからと食事の内容をおろそかにすると、いわゆる「現代型栄養失調」に陥りやすくなります。これは、**体にとって本当に必要な栄養素が不足して、不必要なものは過剰になる状態**です。

栄養が偏る結果、だるさや眠気、イライラなど「なんとなく不調」な症状が引き起こされます。そんな状態が長く続けば、体内では動脈硬化が進行し、肥満や糖尿病などの生活習慣病を招きます。そして、その先は心臓病や脳卒中などの病気につながります。命に関わるような大きな病気は突然起こるように見えますが、実は、長い間、積み重ねた生活習慣のつけが回って、あるとき爆発する時限爆弾のようなものなのです。

高カロリー、高脂肪、高糖質、高塩分な美食と運動不足でメタボリックシンドロームが進行します。その結果、糖尿病などの生活習慣病になる人が増えることになります。一方では、昨今の食品値上げが続く中、節約のために同じ食品ばかりを食べ続けるなど食生活が制限される人もいるようです。子どもの食事を優先して自分はお腹を満たしさえすればよいとほとんど主食しか食べていなかったという母親が、貧血で倒れて病院に運ばれたケースもあるそうです。

家庭の経済事情や知識不足なども複雑に関わる問題ではありますが、基本的には小魚、鶏肉、豆類、それに野菜と発酵調味料など、素材としては安い食材を中心とした和食の献立で、健康を維持できる食事が整うはずです。決して高いマグロや焼肉を頻繁に食べなければならないということではありませんので、工夫次第でいかに美味しく健康的な食事を続けるかが問われているとも言えるでしょう。そのための知識をぜひ持っていただきたいと思います。

では、なぜ栄養が偏ると体は不調に陥るのでしょうか。

私たちが食べたものは、胃腸で消化・吸収され、食べ物に含まれる栄養素が代謝によって脳や体のエネルギーに変えられたり、細胞や血液、ホルモンの材料になったりします。このうち、栄養素や体脂肪を熱に変え（燃焼）、呼吸や体温の維持といった基本的な生命維持活動を行うことを「基礎代謝」といいます。1日に消費するエネルギーの6〜7割を基礎代謝が占めています。

代謝は体の全ての細胞で行われ、「栄養素の吸収→エネルギーの産生・消費→また栄養素を吸収する」というサイクルを繰り返しています。このサイクルが滞りなく巡ることが重要で、このとき必要な栄養素が足りないと、代謝を促すことができず、エネルギー循環が滞り、体の機能が正常に働かなくなってしまいます。だるい、疲れやすいといったなんとなく不調な症状は、細胞が「エネルギーをうまく作れない」と悲鳴を上げているサインであることが多いのです。

栄養のことを考えずに好きなものや食べられるものだけでお腹を満たす食事では、容易に糖質中心に偏ります。また、外食中心の食事はどうしても塩分過多になりやすいですし、出来合いの惣菜や加工食品には添加物が多く含まれる反面、ビタミンやミネラルは微量しか含まれていないことが多いものです。

ビタミン・ミネラルの宝庫であるはずの野菜や果物でさえ、土壌の変化で昔に比べて栄養価が落ちていますので、知らず知らずのうちに多くの人は、糖質や脂質の摂取量が過剰になり、ビタミン・ミネラルが不足しがちになるのです。さらに、発酵食品を食べる習慣がなければ腸内環境を好ましい状態に維持することも難しくなります。

このように、現代生活は栄養不足や偏りを招きやすい要因に満ちています。だからこそ知識と自己管理が重要です。

とはいえ、「毎日必ず30品目を食べなければ」「一つの栄養素も不足してはいけない」と神経質になる必要はありません。**栄養素はおおよそ2週間かけて体の一部分に変わっていきますから、2週間から1カ月くらいのスパンの中で、必要な栄養素がだいたい満**

遍なく摂《と》れているかを意識すればよいでしょう。

意識しなければすぐに不足しがちなのはビタミン・ミネラルですが、中でも、現代の多くの**日本人に不足しているのがビタミンD、マグネシウム、亜鉛の三つ**です。逆に過剰になりがちな糖質、人工甘味料、リン、有害金属などはできるだけ減らしていく必要があります。ここでは、大切なのに足りていない三つの栄養素について解説しましょう。

ビタミンDは免疫維持に欠かせない「スーパービタミン」

世界で最初にビタミンDの重要性を訴えたのは、米国のマイケル・ホーリック博士です。すでに2007年の時点で、健康維持に必須のビタミンDが現代人に不足しているという警鐘を鳴らす論文を権威ある医学誌に発表していました。[*1]

一方、日本では2018年にようやく骨粗しょう症対策としてビタミンDが有効であることが認められ、その血中濃度測定が保険適用されました。

日本では、もっぱら「ビタミンDは骨を丈夫にする栄養素」と言われてきましたが、実はそれだけではありません。ビタミンDは、免疫力をアップし、私たちをあらゆる健康被害から守ってくれる「スーパービタミン」です。ホルモンの一種とも言えるような働きをし、骨の健康を守るだけでなく、動脈硬化・糖尿病予防、筋力の維持、脳神経機能の維持、感染症予防など、その働きは実に多岐にわたります。

中でも注目されるのが、体内の炎症を防ぎ、免疫をコントロールする力です。全身の細胞に影響を与えて免疫機能をサポートするため、感染症予防や、花粉症などアレルギー疾患の予防・改善にも貢献することが期待されます。新型コロナウイルス感染症とビタミンDの関連も世界中の研究報告から示され、ビタミンDの重要性が注目されています。

ビタミンDの理想の血中濃度は40〜60ng／mLとされています。しかし、重要なビタミンであるにもかかわらず、日本人の平均値は24・5ng／mLと圧倒的に不足しています。それはなぜでしょうか。

ビタミンDは日光を浴びることにより皮膚で作られるのですが、年齢を重ねると皮膚での生成量が減少するほか、若い年代でも紫外線をさけることなどさまざまな理由で作りにくくなっているといわれています。

特に出産する年代の女性のビタミンD不足は、子どものビタミンD不足にも直結します。実際に、子どものビタミンD欠乏による「くる病（小児骨軟化症）」が増えているという指摘もあり、対策が急がれています。

適度な日光浴で、体内でのビタミンDの生成量を増やすことができます。かつて、結核の特効薬が誕生するまではサナトリウムという療養施設で日光浴が療養の大事な要素でもありました。これは日光を浴びることでビタミンDが増え、マクロファージという免疫細胞を活性化し、結核菌を殺す能力が高まることが背景にあることが明らかにされています。

ただし、現代ではオゾン層が破壊され強い紫外線の害も大きく、長時間にわたって強い日光を浴びれば皮膚がんの恐れも増します。功罪ありますので、やはり「適度な」日光浴を行うということが大切になります。

住んでいる地域や体質にもよりますが、**「春から秋の晴れている日なら半袖で15〜30分、曇りの日なら倍の30〜60分程度の日光浴を週に3回」で十分な血中ビタミンD濃度**

が維持されるとされています。これを踏まえて、暑すぎる夏場は避ける、日差しが弱くなる冬場は日光浴の時間を増やすなど、ライフスタイルに合わせたメリハリのある対策が必要でしょう。

また、ビタミンDが不足する理由の二つ目には、「魚をあまり食べない」ということも挙げられます。**ビタミンDは鮭《さけ》や青魚などに多く含まれています。**肉や卵にも含まれているものの、魚よりはかなり少ないので、魚を食生活に習慣的に取り入れるようにしましょう。

キノコ類にもビタミンDが多く含まれていることが知られていますが、ビタミンDにはキノコなど植物由来のD_2と、鮭など動物由来のD_3があり、人の体で作られるのはD_3の方です。ビタミンD_2も体内でビタミンD_3に変換されますが、動物由来のビタミンD_3のほうが、人間の体にとっては体内で利用しやすいものです。

年齢を重ねると皮膚でのビタミンDを作る力自体が弱くなってきたり、体脂肪が多いと脂溶性であるビタミンDは脂肪組織に蓄えられてしまうため、血中濃度が上がりにくいなどの特徴があります。加齢によって食べる量が減少するなどの理由もあり、ビタミンDを食事だけで増やすのは至難の業です。ビタミンDのサプリメントは効率的に血中ビタミンD濃度を上げることができるうえ、非常に安価ですので、サプリメントを利用することをおすすめします。

現代生活はマグネシウム不足を招きやすい

マグネシウムは、エネルギー（ATP＝アデノシン三リン酸。生命活動で利用されるエネルギーの貯蔵・利用にかかわる小さな分子）を作り出すために必須の栄養素です。血圧コントロール、糖尿病予防、心血管病予防、骨粗しょう症予防、片頭痛予防、PMS（月経前症候群）に伴う症状の緩和、筋肉を柔らかく保つなどさまざまな働きに関わっています。

骨や筋肉などの細胞内に数多く存在しており、カルシウム濃度をコントロールするのもマグネシウムの重要な働きです。マグネシウムが不足するとカルシウム濃度が上昇し、代謝がうまくいかなくなるため、体のあちこちで筋肉が収縮し、痙攣《けいれん》を起こしやすくなります。このため「足がつる」などの現象が起こりやすくなります。

同様の現象が血管で起これば高血圧や狭心症などの原因となりますし、消化管の細胞にマグネシウム不足が生じれば、腸管の動きが悪くなり、便秘の原因となります。

このように重要な栄養素でありながら、そもそも食材に含まれるマグネシウム量が減っていること、ストレスがかかると、どんどん尿から体外へとマグネシウムが排出されてしまうことなどから、現代生活はマグネシウム不足を招きやすい環境といえます。加齢や薬の服用などに影響されて体内のマグネシウム量が減ってしまうこともありますから、意識してマグネシウムを補充する必要があります。

マグネシウムは、植物の葉緑素に存在していますので、抹茶、ほうれん草、小松菜、ケール、ブロッコリー、ゴーヤなど**緑の濃い野菜に多く含まれています**。また、海苔《のり》、昆布、ワカメなど**海藻類にも豊富**です。納豆などの大豆製品、ナッツ、シード類、**未精製の穀類にも比較的多く含まれて**います。

カカオ豆から作られる**チョコレート、コーヒーもマグネシウム補給に役立つ食材ですが、同時に砂糖を過剰に摂取しないよう気をつけてください。**

体の酸化を抑えるのに欠かせない亜鉛

亜鉛は、細胞分裂するときに欠かすことのできないミネラルであるだけでなく、体内で200種類以上の酵素に関与して、さまざまな代謝を行っています。私たちが摂取したたんぱく質やアルコールを代謝できるのも、亜鉛の働きがあるからです。

また、亜鉛はSODという抗酸化酵素の必須構成成分として、細胞を酸化ストレスから守る錆び止めのはたらきをしています。さらに、DNAやたんぱく質の合成、性ホルモンの分泌、免疫力のコントロール、視力や聴力、味覚の維持などさまざまな体の働きに関与する極めて重要な栄養素です。水銀などの有害金属を体外へ排泄する働きもあります。

細胞の活動の根幹に関わっている亜鉛が不足すれば、DNAレベルで問題が起き、全身に影響が及びます。当然、免疫機能の維持にも関わりますので、亜鉛不足になると、粘膜の防御機能が衰え、細菌やウイルスなどの病原体が侵入しやすくなってしまいます。

この亜鉛は、加齢に伴って胃腸からの吸収が低下するため、体内の亜鉛の総量が減少し、特に70歳以上の高齢者では亜鉛が不足する傾向があります。にもかかわらず、現状では摂取量も加齢とともに減少しており、不足している人が多いのです。これは大きな問題だと思います。

また、亜鉛は吸収不全（入ってくる分が不足）でも、排泄過剰（出ていってしまう分が多い）でも、不足してしまうことに注意してください。血圧の薬などが影響して亜鉛が吸収されにくくなることもありますし、糖尿病や肝臓・腎臓の機能不全、アルコールの代謝などでも排泄過剰になります。**飲酒量が多ければ代謝のためにそのぶん亜鉛が使われてしまいますので、特にお酒を飲む機会が多い人は亜鉛不足になりやすい傾向があります。**

高齢者で頻発する亜鉛不足の症状は、皮膚の痒《かゆ》みや口腔粘膜の乾燥、味覚障害、さらにひどくなると舌の痛みを伴う舌痛症などがあります。

亜鉛は牡蠣やレバー、チーズ、煮干し、ココアなどに多く含まれていますが、現代人の食生活で亜鉛の一日の摂取推奨量（成人男性なら11㎎）を満たすのは極めて難しいでしょう。これらの食材を食べる機会が少ない人はサプリメントも活用して、積極的に亜鉛を摂取することをおすすめします。

多種類の栄養素をバランスよく摂ってこそ体は機能する

食事をおそろかにするとすぐに不足してしまう**微量栄養素（ビタミン・ミネラル）は、建築で言うところの基礎にあたります。**基礎がしっかりしなければ建物が不安定になるように、**ビタミン・ミネラルが不足すれば細胞の働きが制限され、人間が生きていく力となるエネルギーがうまく作れなくなってしまいます。**

ですから、自分に不足している栄養素を知って、積極的に補充する必要があります。ただし、いくら不足しているといっても、「何か一つの栄養素だけをたくさん摂ればいいわけではない」ことは覚えておいてください。さまざまな栄養素を満遍なく、バランスよく摂って初めて、体はうまく機能するのです。

例えば、マグネシウムは収縮した筋肉を緩める働きがあるとお伝えしましたが、マグネシウムはカルシウムと拮抗関係にあります。カルシウムが働くことで筋肉が収縮し、マグネシウムが働くことで一度収縮した筋肉を緩めるというように、バランスを取り合って働きます。このような関係にあるミネラルを「ブラザー・ミネラル」と呼びます。拮抗関係にあるにもかかわらず、日本では「カルシウムを摂ろう」という情報が多く、余計にアンバランスを招く結果となっています。だからこそマグネシウムを意識して、もっと摂る必要があるのです。

同様に、カリウムとナトリウムもブラザー・ミネラルで、お互いにバランスを取り合いながら細胞の浸透圧を調整したり、水分を保持したりしています。暑い夏の熱中症予防に水分と塩分（ナトリウム）の補給だけではバランスが崩れますので、カリウムの補給も大切になります。

また、幸せホルモンと呼ばれる「セロトニン」が不足すると、睡眠障害や不安感などマイナスの精神状態に陥りやすくなることが知られています。セロトニンの原料は必須アミノ酸の一つ「トリプトファン」ですから、トリプトファンを多く含む肉、魚、豆類などを食事から摂る必要があります。しかし、これだけではセロトニンは合成されません。

セロトニン合成の過程にはたんぱく質の代謝に関わるビタミンB_6と鉄が不可欠ですし、さらに脳神経の正常な働きに関わるビタミンB_{12}や、神経伝達物質を放出するときに必要になるカルシウムやマグネシウムなども十分にあって初めて、脳内にセロトニンが分泌されます。

私たちの体の中では、このように多種多様な栄養素が複雑にネットワークを組み、協調して働くことで正常な機能を維持しています。多種類の微量栄養素（ビタミン・ミネラル）を満遍なく摂ることがいかに重要か、おわかりいただけるでしょう。

その点から考えても、日本に古くから伝わる**「一汁三菜」を基本とする和食**は、豊富な食材を使い、炭水化物、脂質、たんぱく質、ビタミン、ミネラル、食物繊維の6大栄養素をバランスよく摂取しやすい、**健康的な食事の代表格**と言えます。

和食こそ世界最高の健康長寿食

1975年頃の和食を見直そう

日本人の食事を考えるにあたって、興味深い研究があります。1960年、1975年、1990年、2005年と15年ごとにその年の日本人家庭の1週間分の食生活の内容を再現し、その栄養成分の比較を行ったものです。さらにそれぞれの食事内容を凍結乾燥後、8カ月間にわたりマウスの餌として与えて変化を観察したものです。[*2]

1960年代の食事内容では、たんぱく質や脂質が少ない傾向が見られました。この頃は生活習慣病よりも低栄養による疾病が多かった時代です。経年ごとにたんぱく質と脂質の増加が見られるのに対して、炭水化物の占める割合が減少していました。中でも脂質の増加傾向が顕著であり、2005年の食事では1960年と比較してほぼ3倍にまで増加していました。

マウスを使った実験ですが、1975年の食事内容には内臓脂肪が増えるのを防ぐ働きがあることも確認されました。さらに、糖尿病の原因とも言われるインスリン感受性低下も1975年の食事が最も少ないことがわかりました。この研究では、その理由を栄養成分が満遍なく含まれていたのが1975年の食事だからと結論づけています。

1975年といえば、今からほぼ50年前、高度経済成長の真っ只中《ただなか》です。化学的農法が推奨され、日本の自然がどんどん失われていった時代でもあり、一方でファストフードの波が始まった年代でもあります。

現在、50歳代以上の人はこの時代の一般的な和食を覚えていて、「なんのことはない、あの普通の食事が？」と思われるかもしれませんが、働き盛り世代、子育て世代の30〜

40歳代の人は、もはや和食の基本である「一汁三菜」よりも、ファストフードのほうが馴染《なじ》みのある食事になっているでしょう。

栄養学的に最もバランスが優れていた1975年ごろの和食の良さを、改めて見直すべきときが来ています。

もう一つ、それを裏付けるのが、沖縄県の平均寿命の順位が落ちてきていることです。1980年代まで、沖縄県は都道府県別平均寿命が男女とも1位を誇り、長寿県として知られていました。ところが、2000年頃からだんだんと順位を落としていき、2020年には男性はなんと43位。後ろから数えた方が早い順位です。女性も16位まで下がってしまいました。

これにはいろいろな原因が考えられますが、一つは食生活の変化が指摘されています。1945年の終戦後から1972年まで、沖縄県ではアメリカの統治が続き、肉食やハンバーガーといったアメリカ型の食事が浸透していきました。現在、そうした食文化の中で育ってきた人たちが年齢を重ねてきた影響が出ているのではないかと考えられるのです。

食生活の欧米化は、じつは沖縄県だけに限ったことではありません。近年、平均寿命の伸び率は鈍くなっていますし、全国の2021年から2022年の2年間は平均寿命が前年より短くなっています。厚労省は新型コロナウイルスの影響が大きかったからで、新型コロナの感染拡大が落ち着けば、平均寿命が再び上昇する可能性もあるとコメントしていますが、いずれにせよ平均寿命は近いうちに頭打ちになる可能性があります。

少なくとも、美食・飽食にまみれて健康を意識しない食事を続けていては、生活習慣病が増え、健康長寿とはかけ離れていくでしょう。今一度、1975年ごろの食卓に並んでいたシンプルな和食の良さを再認識し、今の自分のライフスタイルに合った「健康長寿食」を見つけていただきたいと思います。

和食は魚介類が豊富で、肉食に偏らない

では、1975年ごろの和食はどんな点が優れているのでしょうか。具体的な食べ方は2章で詳述するとして、ここでは栄養学的に優れている点を述べてみたいと思います。

まずは、何といっても「魚介類が豊富で、肉食に偏らない」という点です。私は**週に3〜4日以上は魚を食べるほうがいい**とすすめているのですが、その理由は、魚肉は良質なたんぱく源になるとともに、魚の脂にはEPA（エイコサペンタエン酸）やDHA（ドコサヘキサエン酸）という魚特有の脂肪酸が含まれているからです。

脂質には主に動物性の脂に含まれる飽和脂肪酸と、植物性の油に含まれる不飽和脂肪酸があり、不飽和脂肪酸は一価不飽和脂肪酸（オメガ9）と多価不飽和脂肪酸（オメガ3、オメガ6）に分けられます。

魚のEPA・DHAはオメガ3脂肪酸にあたります。血液をサラサラにして血栓を作りにくくし、動脈硬化を抑える働きがあるほか、体内の炎症を抑える働きを持つことが知られています。オメガ3脂肪酸は亜麻仁油、エゴマ油などからも摂れますが、体内の炎症を抑える脂として筆頭に挙げられるのは何といってもEPAです。EPAそのものを増やすためにはやはり魚を食べることが一番だと思います。

加えて、**アジ、イワシ、サンマなどの青魚や鮭にはビタミンDも豊富**です。ビタミンDには骨を強くする、免疫力の強化などさまざまな健康効果がありますが、体内の炎症を抑える働きも期待できます。

逆に**肉食中心の西洋食に偏ると、オメガ6脂肪酸であるアラキドン酸が増える結果、体内の炎症が促進されるリスクが高まります。**炎症とは細胞が傷つくことで生まれる現象ですが、関節炎など痛みにつながるような炎症だけではなく、体内では外敵から身を守るために絶えず小さな炎症が起きては収まる反応を繰り返しているのです。

炎症物質によって自覚症状として現れない慢性的な炎症のレベルが上がり細胞のダメージが広がってしまうと、さまざまな不調や病気につながりやすくなってしまいます。

この**慢性炎症を抑えるためにも、肉やプロテインのサプリメントばかり大量に摂取するのではなく、さまざまな食材から適切な量のたんぱく質を摂ることが大切**なのです。

魚は良質なたんぱく源という意味でも、炎症を抑えるオメガ3脂肪酸（EPA・DHA）、免疫維持に欠かせないビタミンDなどが摂取できるという意味でも、もっと積極的に食べて欲しい食材です。その点、さまざまな種類の魚介を、煮る、蒸す、焼くなど多様な調理法で食べられるのが和食の魅力の一つです。

旬の野菜が種類豊富に食べられる

和食の特徴の二つ目は、旬の野菜が豊富に使われていることです。**野菜からは微量栄養素であるビタミン、ミネラル、そして食物繊維などが摂取できます。**

さらに、カラフルな色の野菜にはファイトケミカル（フィトケミカル）と総称される特有の色素成分・香り成分などが含まれています。ベータカロテンやリコピン、ポリフェノールといった抗酸化物質（酸化に対抗する物質）もファイトケミカルの一種です。海外では「レインボーフード」などと呼ばれますが、**野菜を食べるときに「赤、橙、黄、緑、紫、黒、白」の7色を意識して食べる**ことで、さまざまな力を持ったいくつもの抗酸化成分を組み合わせて摂ることができます。

特に**旬のものは栄養価も高まります。**旬の食材を活《い》かした、カラフルな和食は見た目に美しいだけでなく、栄養バランスにも優れています。

ただし、土壌の変化もあり、野菜類に含まれるビタミンやミネラルなどの含有量は、

50年前の2～3割程度に減少しています。自分では十分な量の野菜を食べているつもりでも、栄養素に関しては十分に摂れていないかもしれません。

カロテンやビタミンEなど脂溶性の栄養素は、炒《いた》め物料理にしたり、サラダにドレッシングを活用したりと、油と一緒に摂ることで吸収率が高まりますので、量をたくさん食べるだけでなく、調理の仕方も工夫して、より効率よく摂取しましょう。

さまざまな種類のキノコが摂れる

日本はナメコ、舞茸、シメジ、マツタケ、キクラゲ、シイタケなど、さまざまな種類の食用キノコにも恵まれています。こうした天然の恵みが豊富に摂れることも和食の良さでしょう。

キノコの健康効果の一つは、重量比で考えると食物繊維の量が野菜類と比較しても群を抜いて多いということです。葉野菜などは加熱するとカサが減ってしまいますが、キノコはほぼそのままであることからもわかるように、食物繊維摂取の強い味方になります。

食物繊維は善玉腸内細菌を増やすために欠かすことのできない栄養素で、便通改善効果も期待できます。特にキクラゲには水溶性食物繊維であるペクチンが含まれており、腸内細菌叢《そう》のバランスを維持する働きがあります。なお、キクラゲには血液を固まりにくくする作用、糖尿病治療効果などがあることも報告されています。[*3]

もう一つ、**キノコはビタミンDを多く含んでいます。**キノコに含まれるのは植物由来のビタミンD_2で、人体にとっては動物由来のビタミンD_3の方が利用しやすいという点があるものの、ビタミンD_2も多めに摂ればD_3と同様の健康効果が期待できます。最近では、ニチモフーズという会社が乾燥キクラゲのビタミンD含有量を通常の約200倍に増やす栽培技術を開発し、キクラゲから大量生産したビタミンDを粉末化してさまざまな食品のビタミンD強化やサプリメントなどへ応用するといった可能性も期待されています。

キノコの種類別に見ると、エリンギやヒラタケには「エルゴチオネイン」という、アミノ酸から作られる強い抗酸化作用を持つ栄養素が多く含まれていることがわかっています。エルゴチオネインは細胞内のミトコンドリアに集まり、ミトコンドリアの酸化を防ぐ働きがあるとされています。

その結果、抗炎症作用、DNA損傷の予防、さらには認知症予防などの効果が期待されます。北海道で採れる「たもぎ茸」には特に多くエルゴチオネインが含まれることが知られています。

霊芝、シイタケ、舞茸などには「β《ベータ》グルカン」が含まれ、免疫力向上に役立つと言われています。βグルカンは多糖類の一種で、血糖値の上昇を緩やかにすることも報告されています。

キノコ類は菌糸体によって産生される独特の食品で、その成分については未知の部分も多いのですが、βグルカンのようにヒトの免疫力を高める働きや神経機能の維持にも効果があることがわかってきて、キノコに関する研究も注目され始めています。

若返りホルモンDHEAを増やすネバネバ芋類

若さと元気を維持するためには、男性ホルモン、女性ホルモンのもとになるDHEA

をできるだけ減らさないことが大切ですが、**ＤＨＥＡは自然薯《じねんじょ》、里芋、ヤムイモなど粘り気のある芋類を食べることで増やすことができます。**

自然薯は「自然薯を食べると元気になる」と昔から言われているように、「山薬」という名称で滋養強壮作用のある漢方薬（八味地黄丸や六味丸など）にも含まれています。１９３０年代に自然薯の研究をしていた米国人研究者が、自然薯に体内のＤＨＥＡを増やすディオスゲニンという成分があることを発見しました。

その後、自然薯と同じ系統の植物である里芋、ヤムイモ、タロイモにもホルモンに似た作用を持つ物質が多く含まれることが知られるようになりました。和食には、菊芋、京芋、大和芋なども含めて、ネバネバの芋類が多く使われていますので、日常的にこれらを積極的に取り入れたいものです。

海藻類に恵まれている

海産物に恵まれた日本の和食には、海藻を使った料理も多く見られます。海藻類に特徴的なのはヨウ素（ヨード）が多く含まれることです。ヨウ素は免疫力をサポートする重要なミネラルであるだけでなく、甲状腺ホルモンの主原料であり、ホルモンの働きにとっても欠かすことのできない栄養素です。

ヨウ素の他にもマグネシウム、カルシウム、カリウム、亜鉛などのミネラルや、腸内環境を整えるのに役立つ水溶性食物繊維（フコイダン、ポルフィランなどのネバネバ成分）、オメガ3脂肪酸、フコキサンチン、ビタミンD、ビタミンB_{12}、フロロタンニンと呼ばれる海藻ポリフェノールなど、**海藻は貴重な栄養素の宝庫**です。欧米諸国と比較して日本人に新型コロナウイルス感染による死亡者が少ない理由として、海藻を食べることだと指摘する海外の論文もあるほどです。[*4]

実際、海産物を食べる機会の少ない海外の内陸国家では、ヨウ素の摂取不足による健康被害が深刻な問題となっています。一方、日本人はよほど特殊な食生活をしていない限り、ヨウ素不足になることはまずありません。これも和食の恩恵かもしれません。

ただし、いくら健康に良いといっても食べ過ぎには気をつけましょう。特に含有量の多い**昆布などを毎日大量に食べ続けるとヨウ素の過剰摂取となり、甲状腺機能が低下し**

てしまいます。過不足なく、上手に海藻類を取り入れましょう。

普段海藻類を多く食べている人は、定期的に甲状腺機能の検査を受けることをおすすめします。

腸内細菌の働きを助ける発酵食品が豊富

微生物の作用で旨《うま》みや風味を増す発酵食品は、人類の知恵が詰まった伝統的な食品です。**日本は世界の中でも有数の発酵食品大国で、納豆、味噌《みそ》、ぬか漬け、麹《こうじ》など、その数は1000種以上**と言われます。ちなみに西洋の場合には、発酵食品は数えるほどしかないのが、和食との大きな違いです。

発酵食品には、発酵の過程で微生物が繁殖する際に作り出した酵素が豊富に含まれ、これらがでんぷんやたんぱく質、脂肪を分解し、消化・吸収をサポートします。また、腸の環境を整え、腸内細菌の働きを助けます。腸内細菌は免疫システムにも深くかかわりますので、発酵食品を摂ることは免疫力アップにも役立ちます。

発酵にかかわる微生物の中でも代表格は「麹菌」で、日本ではこの麹菌を古くから味噌や醤油《しょうゆ》、甘酒、日本酒などの発酵醸造に活かしてきました。鰹《かつお》節も麹菌の一種が使われた堅い発酵食品ですし、麹菌ではありませんが納豆も日本独自の発酵製法を発展させてできたものです。これらを活かした和食を味わえることは、とても恵まれた境遇ですので、発酵食品をもっと食卓に並べてほしいと思います。

2000年頃、世界で一番健康に良い食事はどれかという議論があり、最後まで残ったのが、地中海料理と和食ということでした。和食は塩分が多いという理由で2位になったそうですが、**発酵食品の豊富さを考えると、私個人としては、和食が世界で一番健康的な食事内容**だと考えています。

その理由は、野菜中心で、たんぱく源としては大豆や魚などが中心となり動物性脂肪が少なめであることなどがあげられますが、さらに欠かすことのできない特徴が発酵食品です。味噌、醤油、漬物、納豆などの発酵食品には、乳酸菌のほか、酵母や麹菌など腸内環境を守るためには欠かすことのできない素材が多く含まれています。

朝食を比べてみても、アメリカンブレックファーストには、チーズを除き発酵食品は一つもありませんが、和朝食には一杯の味噌汁が必ずつきます。**1日1回は発酵食品を食べて腸内をリセットする習慣が古くから日本人には根付いているの**です。日本に伝統的に伝わる発酵食品を中心に、さまざまな和食の利点を食生活に活かしましょう。

豆・豆製品と納豆

和食には、大豆を使った豆腐、湯葉、油揚げなどの大豆製品や、煮豆などの豆料理も豊富です。大豆は良質なたんぱく源となるうえ、糖質、ビタミン・ミネラル、食物繊維もバランスよく含んでいます。また、大豆イソフラボンという微量成分が含まれています。

大豆イソフラボンは化学構造上、女性ホルモンと似ているため、生体内でエストロゲン受容体と結合し、弱いエストロゲン様の作用を発揮します。**更年期症状の改善のほか、乳がん、前立腺がん、骨粗しょう症などの予防に役立つ**と言われています。

健康に寄与する食材であることは確かですが、大豆偏重志向になって摂りすぎるのは考えものです。基本的に**大豆は消化吸収が難しい食材**でもあります。50年ほど前のマウスを使った動物実験でも大豆を与えたマウスの膵臓《すいぞう》に負担がかかるということが実証されているのですが、近年、**国立がんセンター研究所からも「大豆製品の過剰摂取は膵臓がんの発症率を増やす」という警告**が出されています。*5

実際に、私のクリニックでも、枝豆、豆乳、豆腐など、大豆食品ばかり食べていて、膵臓がんのマーカーが上がってしまった人がいました。

こうしたリスクを経験的に知っていたのか、先人たちは体に消化吸収の負担がかからないように大豆を発酵させて食べるという文化を発展させました。それが日本独自の発酵文化によって生み出された味噌であり、納豆です。国立がんセンター研究所のデータでも、味噌、納豆では膵臓がんの発症率は増えていません。

たんぱく質ブームもあって、サプリメントなどから大量にソイプロテイン（大豆たんぱく）を摂取している人も少なくありませんが、こうしたリスクもありますから、長期間、大量に摂取することには注意が必要です。ほどほどの摂取が賢明です。

世界も認める、出汁・UMAMIの力

和食に欠かせない味の要素の一つに「旨み」があります。昆布や鰹節、干ししいたけなどから旨みを抽出した「出汁《だし》」を活用して、旨みを効果的に取り入れています。日本人科学者によって発見された旨みは、今や「UMAMI」という共通語で、世界中から注目を集めています。この旨み成分を科学的に分析すると、その本体はアミノ酸です。アミノ酸はたんぱく質を構成する有機化合物で、次の20種類があります。

・必須アミノ酸（体内で合成されないため食物から補給しなければならない）

イソロイシン、ロイシン、リジン、メチオニン、フェニルアラニン、トレオニン（スレオニン）、トリプトファン、バリン、ヒスチジン

・非必須アミノ酸（体内で合成できるが不足する場合もある）

チロシン、システイン、アスパラギン酸、アスパラギン、セリン、グルタミン酸、グルタミン、プロリン、グリシン、アラニン、アルギニン

これら20種類のアミノ酸は、一つでも欠けるとバランスが取れず、たんぱく質を合成することができません。例えば大豆には、メチオニンというアミノ酸が不足ぎみなのですが、動物由来の鰹節などにはメチオニンが豊富に含まれています。ですから、昔から親しまれている**「湯豆腐に鰹節をかける」という食べ方は美味しいだけではなく、栄養バランスも取れる**のです。

和食に欠かせない**味噌汁も、かつお出汁、煮干し出汁など動物由来のアミノ酸と、味噌、豆腐、ワカメなど植物由来のアミノ酸を一緒に摂ることができます**。かつお出汁と昆布出汁のように違う食材の旨みをかけ合わせると相乗効果でより美味しく感じられるとも言われていますが、伝統的な和食の食べ方は、科学的に見てもとても理にかなっていると言えます。

大切にしたい日本の食文化

「一汁三菜」を基本とする和食の献立

実は和食の良さは栄養的側面だけではないと思います。和食文化には古くから日本に伝わってきた生活の知恵や、日本人としての感性、失われつつある心の在り方のようなものが息づいているように思うのです。これは科学的な根拠に基づく話題ではないのですが、1章の最後に、大切にしたい日本独自の文化についても触れておきたいと思います。

和食を構成する基本的な献立が「一汁三菜」です。もともと武家の礼法とともに発展した本膳料理の御膳の形式がありますが、一説にはその流れを汲《く》んで、明治以降、本膳料理が廃れる中、日常生活の食生活に一汁三菜形式がもたらされるようになったようです。

現代の食生活においては、**一汁は味噌汁、三菜のうち一つは魚、肉、卵、豆腐などを使った主菜、残りの二つは野菜、キノコ、海藻、豆類、小魚などを使った副菜**を指します。

1975年ごろまでは一般的な家庭の食事の多くがこのスタイルでした。この一汁三菜に多種多様な食材を組み合わせる和食の献立は、炭水化物（糖質）、脂質、たんぱく質、ビタミン、ミネラル、食物繊維の6大栄養素をバランスよく摂ることができます。とはいえ、この形式にこだわるわけではなく、一汁一菜または一汁二菜でも、栄養バランスがよくなる工夫をすれば、むしろ飽食・食べ過ぎを回避する健康長寿食になるでしょう。

「旬」を意識して食べること

南北に長い日本列島では、季節ごとに海や山から新鮮な食材が豊富に採れます。その地域だから採れる多種多様な特産物もあります。四季がはっきりしていて、**「旬のもの」**（季節ごとに食べ頃を迎える食材）、**「初もの」**（その季節に初めてできた野菜や果物など）をおいしくいただくという習慣が古くから伝わっています。旬の食材の持ち味を活かし、自然の美しさや季節の移ろいを表現したり味わったりするのも、和食の醍醐味の一つです。

ただ、昔は夏なら夏野菜、冬には根菜類など、その時期に採れるものを自然に取り入れる選択肢しかありませんでしたが、近年は食材の旬がわかりづらくなってしまいました。ハウス栽培の普及、流通の発展などで、ほぼ1年中、あらゆる野菜が手に入るようになっていることもあり、旬を意識して食べることが少なくなっているようです。

しかし、季節を意識せず、**真冬でも毎朝、体を冷やす生野菜のスムージーを飲んだり、**

夏野菜であるトマトのジュースを1年中飲んだりするといった習慣で、かえって体調を崩してしまうこともあります。

最近は「花粉－食物アレルギー症候群」（Pollen-Food Allergy Syndrome：ＰＦＡＳ）といって、花粉症患者が特定の野菜や果物を生で食べたときに唇・口・喉などにイガイガ感やかゆみ・腫れなどのアレルギー症状を引き起こすということが報告されています。花粉症のアレルゲンと似た物質が一部の野菜や果物に含まれているためにアレルギー反応が起こると言われていますが、本来は花粉の飛散時期に食べることのなかったはずの野菜まで季節に関係なく食べるようになったことが、今まではなかったトラブルを引き起こしているのではないかと危惧しています。

ＰＦＡＳのように症状が現れるまでの時間が長い遅延型食品アレルギーは気づきにくいものですが、こうしたトラブルを防ぐ意味でも、特定の食品ばかりに偏らずに多種多様なものを食べる**「フードローテーション」**、自然界が季節ごとに与えている旬のものを食べる、といった意識を失わないことが大切ではないでしょうか。

「いただきます」に見る日本人の心

日本では食事の前に「いただきます」と言って食べます。この「いただきます」という言葉は、一説には節句や祭事のときに神様にお供えした物を食べるときに頭上（すなわち「頂き」）に捧《ささ》げ持ったことを語源とするようです。

現在では、食べ物になってくれた生き物の命をいただくことへの感謝、食材を育てた人や調理してくれた人、一緒に食べる人などへの感謝を込めて使われています。このような意味を込めて使われる言葉は海外では見当たらず、「いただきます」を正確なニュアンスで翻訳するのは難しいそうです。

もう一つ、ある有名な料理人から聞いた話ですが、和食で箸を横一文字に手前に置くのは、自然界の恵みである神聖な食べ物と自分自身との間を分ける結界の意味があるのだそうです。箸自体も神聖なもので、食と人間の「橋渡し」を語源としているとか。「いただきます」と手を合わせて箸を取ることによって結界を解き、初めて命をいただくことができるのです。こうした「命をいただく」という感覚は、日本人に特有の繊細な感覚かもしれません。

考えてみれば確かに、我々は日々の食生活で多くの命をいただいています。そのことに気づき感謝して日常の食事を食べるということも、忘れてはならない素晴らしい日本の心だと思います。このような心の在り方を含めて、和食の文化を見直し、守っていくことが大切ではないでしょうか。それが食事をおろそかにしないことになり、健康長寿にもつながっていくのだと思います。

＊1　Holick MF. Vitamin D deficiency. N Engl J Med. 2007 Jul 19;357(3):266-81. doi:10.1056/NEJMra070553.
＊2　別冊「日経サイエンス」№237　2020年2月17日発売号
＊3　The nontoxic mushroom Auricularia auricula contains a polysaccharide with

anticoagulant activity mediated by antithrombin. Thromb Res. 2003;112(3):151-8. doi: 10.1016/j.thromres.2003.10.022.

＊4 Potential benefits of dietary seaweeds as protection against COVID-19. Nutr Rev. 2021 Jun 4;79(7):814-823. doi: 10.1093/nutrit/nuaa126.

＊5 Soy Food Intake and Pancreatic Cancer Risk: The Japan Public Health Center-based Prospective Study. Cancer Epidemiol Biomarkers Prev. 2020 Jun;29(6):1214-1221. doi: 10.1158/1055-9965.EPI-19-1254.

2章

決め手は青魚と旬の野菜
健康長寿食・和食の基本的な食べ方

和食の基本「一汁三菜」を知る

基本の和食 1 汁物

味噌汁は食物繊維と発酵食品の摂取源

和食には一杯の味噌汁（またはすまし汁）が付きものです。出汁と発酵調味料である味噌で整えた一杯のお椀《わん》に、野菜や海藻、豆腐など毎日飽きない具材で変化がつけられ、

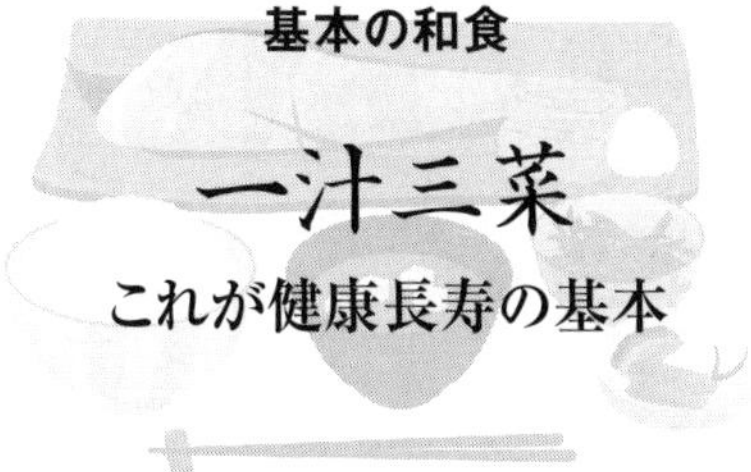

基本の和食

一汁三菜

これが健康長寿の基本

汁物　**味噌汁**（野菜・海藻など）………… 発酵食品

主食　白米より**雑穀米や玄米**………… 炭水化物
（未精製の穀類）
ご飯茶碗軽く1杯（150g）の糖質＝約50g

主菜　魚・肉・卵・豆腐………… たんぱく質
- **週の半分は魚**
  （アジ、イワシ、サバなどの青魚や鮭）
- **卵は1日1個**
- 肉を食べる時の優先順位は鶏、豚、牛

手のひら1枚分（約80g）の魚・肉のたんぱく質＝約16g

副菜　野菜・**キノコ・海藻**・豆など二品
………… ビタミン・ミネラル・発酵食品
- **納豆1日半パック**
- **緑の濃い野菜など1日に4色以上の**
  野菜を 350 グラム
- **自然薯、里芋などネバネバ芋類**
- **漬物 etc.……**

食物繊維や発酵食品の摂取源となります。

味噌汁に欠かせない味噌と日本人との関係は深く、古くは縄文時代から味噌の原型が作られていたという説もあるほどです。味噌の主原料は大豆ですが、発酵させることでおいしさを引き出したり、保存性を高めるだけでなく、**消化吸収が難しい大豆の栄養成分を取り込みやすくした食材**です。

健康への効用も多々あり、長崎で被爆された秋月医師の報告によれば、味噌蔵に避難して味噌を舐《な》めながら飢えをしのいだ人々には、放射線被曝の後遺症がほとんど出なかったそうです。[*6]

現代でも、発がん抑制、心臓血管疾患の予防、免疫力調整など、さまざまな味噌の効果が報告されています。

味噌をはじめとする発酵食品には、乳酸菌や麹菌、酵母など腸内環境を整える素材が多く含まれています。免疫の機能を正常に保つためにも発酵食品は欠かせません。最近の研究では、発酵食品に体内の炎症を抑える力もありそうだということがわかってきました。[*7]

汁物に限らず、主菜でも副菜でももちろん構わないのですが、和食の特長でもある発酵食品を積極的に取り入れましょう。

ちなみに、味噌汁を作るときには沸騰させないように直前の「煮えばな」で火を止めます。これは味噌の味や香りが飛ばないようにするためだけでなく、酵母をなるべく生かしておくという目的もあります。

基本の和食２　主食

精製していない玄米・雑穀米を茶碗に軽く一杯

主食となる炭水化物は一食あたり、ご飯を茶碗に軽く一杯（約１５０g）が目安です。
いつも食べている主食が白いご飯なら、それを玄米や雑穀米に置き換えるだけで健康効果がぐんとアップします。

精製される前の玄米は、胚芽や外皮にビタミンB_1、カルシウム、マグネシウムなどの微量栄養素が含まれていて、それを失わずに摂取することができるからです。白米を玄米に置き換えることで糖尿病のリスクが減少するという海外の研究もあります。[*8] また、黒米や赤米には抗酸化作用を持つポリフェノールも含まれています。

本来、炭水化物は「糖質＋食物繊維」のことを指しますが、白米は精製される過程で食物繊維や微量栄養素が失われ、ほとんど糖質だけになってしまいます。未精製の玄米や雑穀米からは食物繊維も一緒に摂ることができるので、血糖値の上昇が緩やかになります。

ただし、品質には注意してください。私のクリニックでは、「玄米は体にいい」といって毎日食べていた人の毛髪から大量のヒ素が検出されたこともあります。**農薬を多く使って栽培された玄米では、外皮に農薬が残っていて**知らず知らずのうちにヒ素などの有害金属を摂取してしまうことになるのです。無農薬または低農薬栽培に留意して作られたものを選びましょう。

基本の和食3

主菜

週の半分は魚を食べる日を

主菜となるたんぱく質は、魚、肉、卵、豆などからバランスよく摂りましょう。たんぱく質を多く摂ろうとするあまり肉食に偏りがちな傾向があり、その結果、体内に炎症を起こしている人が少なくありません。1週間のうちどのくらい、魚を食べたか振り返ってみると、意外と少ないのではないでしょうか。健康を保つには、**「週の半分は1日1回、魚を食べる」**習慣をおすすめします。

特に**青背の魚は良質なたんぱく源になるとともに、EPA・DHAというオメガ3脂肪酸を豊富に含みます。**ＥＰＡやＤＨＡは血液をサラサラにして血栓を作りにくくし、動脈硬化を抑えるほか、体内の炎症を抑制する力があります。当然、脳細胞の炎症反応にも関わりますから、脳の健康を守るためにもEPA・DHAは欠かせません。また、**青魚や鮭にはスーパービタミンであるビタミンDも豊富**です。骨を強くする、免疫力を強くするなど、多くの健康効果が期待できます。

「魚は調理が面倒」などの理由で敬遠されがちなこともあるかもしれませんが、スーパーの鮮魚コーナーでさばいてくれるサービスを利用したり、下処理が不要な切り身や刺身を選ぶようにするなど工夫すれば解決できます。

サバ缶、イワシ缶など缶詰を常備しておけば、忙しいときはすぐに食べられるので便利です。災害用備蓄としても、いくつか缶詰を常備しておくのはおすすめです。さまざまな工夫で、積極的に魚を食べることから始めてみてください。

肉を食べるなら、鶏→豚→牛の優先順位で

肉を食べる場合は、飼養から加工までどのような品質管理がなされているか敏感にな

り、なるべく安心・安全な肉を選ぶ目を持ちたいものです。個々の品質によっても変わりますが、大まかな考え方として、普段の食事は、**飼養期間が短い順に「鶏肉→豚肉→牛肉」の優先順位で考える**とよいと思っています。全世界の抗生物質の使用量の6～7割が畜産に使われていると言われますが、飼養の過程で、病気予防などの目的で抗生物質やホルモン剤などが使われているのは事実です。基準の範囲内での使用でも、影響を受ける期間は短いに越したことはありません。

肉食中心の食事で、魚を食べる機会が減少すると、血液中の脂肪酸分画（脂肪酸の種類を調べる検査）では、アラキドン酸濃度が増えて、ＥＰＡ濃度が低下する現象が生まれます。オメガ6脂肪酸であるアラキドン酸は炎症を促進する働きがあり、オメガ3脂肪酸であるＥＰＡには炎症を抑える働きがありますので、こうした食生活を続けていると、身体に慢性的な炎症が起こりやすくなってしまいます。

さらに、赤身肉の定期的な摂取が、腸内細菌の生成物質である「ＴＭＡＯ（トリメチルアミンＮ－オキシド）」の血中レベルを上昇させ、腎機能を低下させると言われています。**牛や豚の肉は腸内細菌によって発がん性物質を作るという報告もあります**[*9]。

肉を全く食べてはいけないわけではありません。牛肉や豚肉は特別な日に品質の良いものを楽しむ、普段は魚や大豆など他のたんぱく源を含めてバランスよく摂る、といったメリハリをつけて賢く選ぶことが大切なのです。

日頃、食生活が肉食に偏りがちな人は見直してみるべきではないかという提案です。現在の食生活がどのようなバランスにあるのかを調べるには、血液検査にて脂肪酸4分画という項目を調べてもらうことで判断が可能です。

卵はコレステロール値を上げません。1日1個以上食べても大丈夫

卵は、ヒトのたんぱく質を構成する約20種類のアミノ酸がほぼ完璧なバランスで含まれる、優秀なたんぱく源です。そのほか、ビタミンA、B_2、B_5、B_{12}、葉酸、リン、セレニウム（セレン）など体調を整えるために必要な微量栄養素、脂質など人間の健康に欠かせない栄養素も豊富に含まれており、**「完全栄養食」**とも呼ばれます。

「卵を食べるとコレステロール値が上がる」という都市伝説のような情報が信じられて

いる時代がありましたが、実際には**卵はコレステロール値を上げません。コレステロールの約85％は体内の肝臓で作られており、食品の影響はさほど受けません。**

1日1個かそれ以上の卵は、栄養源として大いに健康増進に貢献します。ゆで卵、目玉焼き、スクランブルエッグなどさまざまな調理法のバリエーションがあり、好みはさまざまでしょうが、**栄養素が最も損なわれない食べ方は、黄身がトロトロの半熟ゆで卵や温泉卵**です。スクランブルエッグなど黄身を加熱して変性させるものは、黄身の成分が酸化しやすくなり、せっかくの栄養素が破壊される可能性があります。こうした知識も知っておくとよいでしょう。

卵についての注意は、卵に対してアレルギー反応を持っている方がいることです。卵を食べることで体調の変化がある方は専門医へご相談を。

豆・豆製品を取り入れる

植物性のたんぱく源となる豆類は、糖質、ビタミン・ミネラル、食物繊維もバランスよく含んでいます。豆類の中でも日本人になじみ深く、和食に多く用いられる大豆は、不溶性食物繊維と水溶性食物繊維が一緒に摂れます。

枝豆はもともと大豆の若いさやを収穫していたものですし（現在は専用の品種もある）、豆乳、豆腐、油揚げ、厚揚げなども大豆の加工品です。大豆を発酵させてできる味噌、醤油などの調味料も日本独自の大豆製品と言えます。

こうした**大豆を原料とするさまざまな食材を積極的に食生活に取り入れましょう**。豆腐や厚揚げなどボリュームのあるものの方が主菜になりやすいですが、副菜でももちろん構いません。水煮した大豆を缶詰やパックにしたものも市販されていますので、そうした商品を利用すれば戻す手間が省け、手軽に摂取することができます。

また、詳しくは後述しますが、大豆を加工した食品の中でも、おすすめのスーパーフードが「納豆」です。**毎日半分～1パックの納豆を食べる習慣**を取り入れましょう。

最近は、肉の代替品として「大豆ミート」が注目されています。大豆ミートは主に大豆の油分を絞って熱や圧力を加え、乾燥させたもので、乾燥した粉末からブロック、ミンチ、フィレ状のものなどさまざまな形状で販売されています。肉にそっくりの食感や味である一方、高たんぱく・低脂質ということで人気を集めているようです。

ただし、原料の大豆の品質ももちろんですが、加工の過程で添加物が使われていることにも注意が必要です。また、たんぱく質の摂取源が大豆ばかりに偏り過ぎることが懸念されます。1章でもお伝えしたように、**大豆製品の過剰摂取は膵臓がんの発症リスクを増やすことも報告されていますので、注意が必要**です。

「健康にいい」というイメージがある大豆ですが、**大豆は消化・吸収が難しい食材**でもあります。消化しきれなかったたんぱく質は大腸へ運ばれ、腸内細菌叢《そう》のバランスを崩します。また過剰なタンパク質の摂取は、腸内のアンモニア産生を増やすことで肝臓や腎臓の負担が増えてしまいます。

やはり一つの食材に偏らず、**魚、肉、卵、豆といった多種多様な食材から栄養素を摂取する「フードローテーション」が大切**です。

基本の和食 4、5

副菜

1日に4色以上の野菜を食べる

野菜はビタミンやミネラルの宝庫です。必須栄養素が不足しないように摂取しようとすると、まずは野菜の摂取量を増やすことが大切になります。**主菜と副菜で野菜を使った料理を1日に4~5皿と考えると目安になる**でしょう。

野菜にはビタミン・ミネラルのほか、植物特有の色、香り、苦みなどを生み出す成分が含まれています。これらは**「ファイトケミカル」**と総称され、ポリフェノールやフラボノイドなどもファイトケミカルの一種です。自分では動くことができない植物が天敵や紫外線などから身を守るために作り出した成分と言われ、**6大栄養素（たんぱく質、糖質、脂質、ビタミン、ミネラル、食物繊維）に続く第7の栄養素**と呼ばれています。

ファイトケミカルはビタミン・ミネラルとは異なり、その機能や摂取目安量が明らかになっていない部分も多く、体の生理機能の維持に不可欠とまでは言えません。しかし、体内の炎症を防ぐ抗酸化作用や脂肪燃焼、免疫力強化など、さまざまな健康への恩恵が期待されます。

海外では「レインボーフード」とも呼ばれるカラフルな野菜の色は、特有のファイトケミカルによるものですから、さまざまな色の野菜を組み合わせて食べることで、ファイトケミカルを効率的に摂取できます。いくつもの成分が体内に取り込まれて相互に働き合うことで、相乗効果を発揮してくれますので、**赤・黄・橙・緑・紫・黒・白の7色の野菜から「1日4色以上」を摂る**ように工夫しましょう。

キノコ・海藻で食物繊維を摂取

キノコや海藻の種類が豊富であることは、和食の利点の一つです。野菜とともに重要な食物繊維の摂取源となりますので、副菜ではキノコ・海藻を使った料理を積極的に取

主な野菜の色とファイトケミカル

色	ファイトケミカル	はたらき	代表的な野菜
赤	リコピン	ベータカロテンの10倍の抗酸化作用	トマト
	カプサンチン	リコピンより強い抗酸化作用、血流を良くして代謝を高め、体脂肪の燃焼を促す	赤パプリカ
黄	フラボノイド類	抗酸化作用、ビタミンCの吸収促進、血管を強くする作用	玉ねぎ、黄パプリカ
橙	ベータカロテン、アルファカロテン、ベータクリプトキサンチン	体内でビタミンAに変換され、強い抗酸化作用を持つ。皮膚や粘膜の保護、抗がん作用など	ニンジン、かぼちゃ
緑	クロロフィル	マグネシウムを含み、細胞のエネルギーであるATPを増やす働きがある	ほうれん草、ピーマン、小松菜
紫	アントシアニン	強い抗酸化作用、白内障を予防する作用	ナス、紫玉ねぎ、紫キャベツ
黒	クロロゲン酸	空気に触れると変色する成分だが、変色は酸化した証。抗酸化作用、体脂肪を燃えやすくする作用	ゴボウ、ジャガイモ
白	イソチオシアネート	辛み成分。抗酸化作用、血液をサラサラにする作用	大根、キャベツ
	硫化アリル	辛み成分。抗酸化作用、抗がん作用、体内の有害物質の排泄を促す	長ネギ、にんにく

り入れるようにしましょう。一度の調理で多めに作って作り置きしておけば手間も省けますし、食物繊維は時間が経過しても量が減ることはありません。

食物繊維は、いわば「食べる整腸剤」のようなもので、腸内細菌叢のバランスを整えるのに欠かせません。善玉腸内細菌のエサとなり、便通をスムーズにして腸内の有害物質の排泄を促します。食物繊維が腸内環境を整えることで、さまざまなビタミンが作り出されることもわかっています。

また、**糖質を食物繊維と併せて摂取することで、血糖値の上昇を緩やかにする効果**もあります。特に海藻類やいも類などの水溶性食物繊維は水に溶けるとゲル状になって膨らみ、食べ物を包み込むため、食べたものが胃腸で消化されにくくなります。そのため吸収がゆっくりになり、血糖値の急激な上昇を抑えます。

食物繊維の1日あたりの摂取目標量は成人男性20g以上、成人女性18g以上とされていますが、現状では一日平均3～5gの食物繊維が不足しています（厚労省「平成30年度国民健康・栄養調査」）。個人差もありますが、毎日の便通の状態が目安になりますので、便の色が黒褐色に近い、軟らかすぎたり硬すぎたりする、といった場合は食物繊維不足を疑って、意識的に摂取しましょう。

水に溶ける水溶性食物繊維は腸内細菌のエサとなり、水に溶けないゴボウやキクラゲなどの不溶性食物繊維は便の体積を増やして排泄しやすくするなど、それぞれ違った利点がありますので、どちらもバランスよく摂取しましょう。

ネバネバ芋類でDHEAを増やす

健康長寿のためには、男性にとっても女性にとっても「活力を生み出す源」となるホルモン、「DHEA」の血中濃度レベルを維持することが重要です。このDHEAを増やすことができる食品が、自然薯などのネバネバした芋類です。**長芋、ヤムイモ、里芋、大和芋、菊芋、京芋、タロイモ**などが挙げられます。ぜひこれらを取り入れた料理を副菜にしましょう。

長芋をすりおろして麦ごはんにかけるとろろごはん、常備菜におすすめの里芋の煮っころがしなどは一般的ですが、飽きがこないよう、いろいろな芋料理を楽しみましょう。

生で使うことの多い長芋は炒め物や煮物にもなりますし、ジャガイモやサツマイモの代わりに里芋を使うといった工夫ができます。

また、鶏肉や豆類などの良質なたんぱく質、魚介類などに多く含まれる亜鉛もDHEAの生成を助けます。いろいろな食材を組み合わせ、満遍なく摂ることで微量栄養素を含めて多様な栄養成分を摂取でき、バランスが整います。

小魚、豆腐、卵は主菜にも副菜にもなり得ます。漬物など発酵食品も含めてバラエティ豊かな和食の献立を組み立ててみてください。

基本の和食のバリエーションできるだけ摂りたい食材

旬の食材

献立を考えるときにぜひ意識してもらいたいのが、旬の食材を優先的に選ぶということです。食材の旬には、さまざまなメリットがあります。一つ目は、旬の時期は収穫量が多く、新鮮で美味しいこと。二つ目は市場にも低価格で出回ること。そして三つ目は栄養価も高くなることです。

昔から**「初ものを食べると寿命が延びる」**と言われてきたように、旬の食材を食することが健康に良いことを先人は経験的に知っていて、夏には夏野菜を、冬には冬野菜を自然に食していました。流通も保存技術も未発達の時代は、その時期にその土地で獲れるものを地産地消してきたのです。

食材の保存性が増して、多種多様な食材を1年中、食べることができるようになったことはメリットも多いのですが、一方で、できるだけ自然のサイクルを無視しない食べ方を大切に守るべきだと私は思います。

夏には夏野菜を食べることが、汗から失われたビタミンやミネラルを補給することにもつながります。代表的な夏野菜はキュウリ、ゴーヤ、スイカなどウリ科の野菜と、ナス、トマト、ピーマン、シシトウなどのナス科の野菜です。

ニンジン、ゴボウ、レンコンなどの根菜類は秋から冬にかけて、白菜、ブロッコリー、大根などは冬に旬を迎えます。

葉物野菜は種類によって異なりますが、冬から春にかけて旬となるものが多いようです。

旬の野菜を食べる

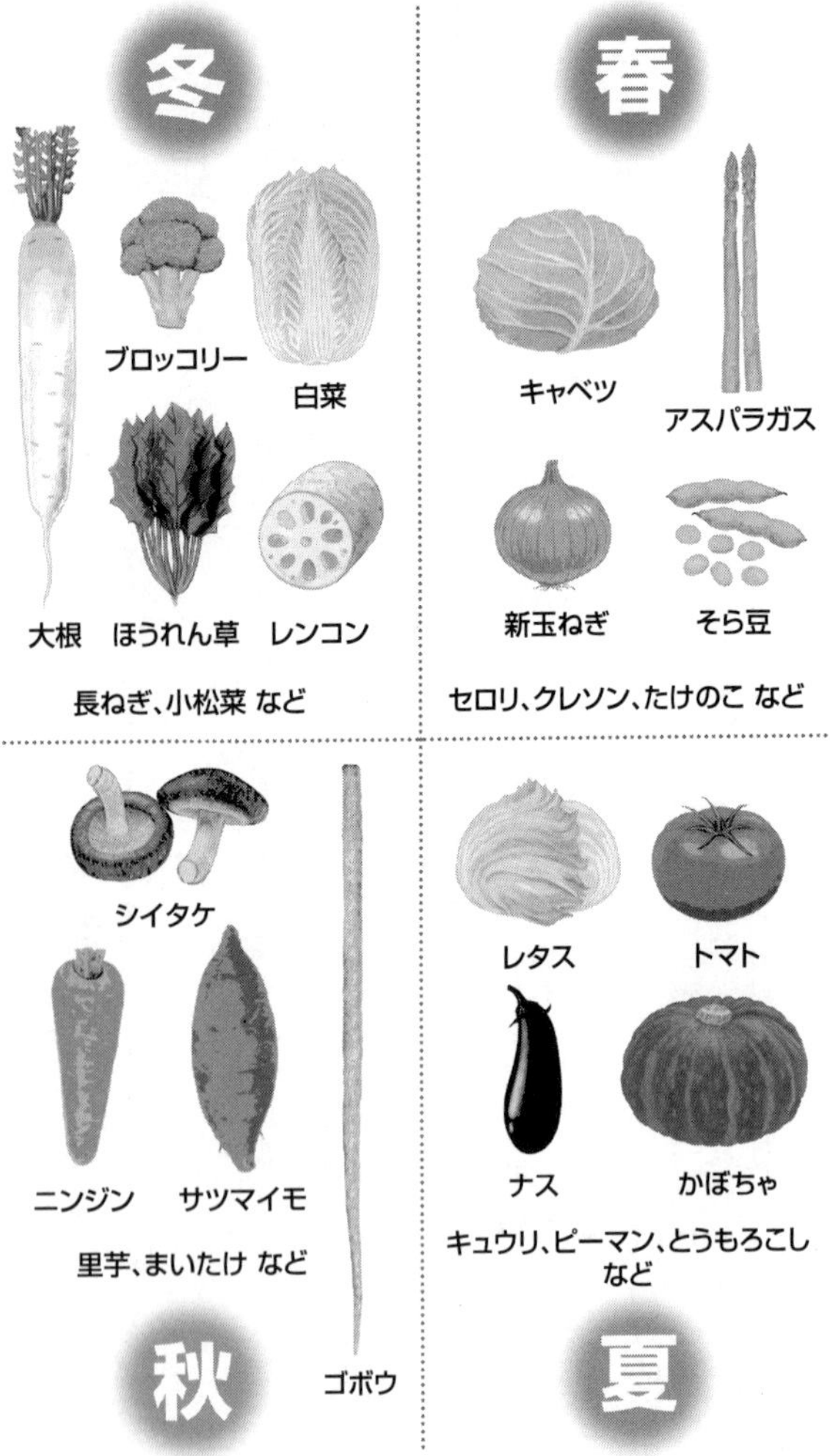
冬
ブロッコリー
白菜
大根
ほうれん草
レンコン
長ねぎ、小松菜 など
春
キャベツ
アスパラガス
新玉ねぎ
そら豆
セロリ、クレソン、たけのこ など
シイタケ
ニンジン
サツマイモ
里芋、まいたけ など
ゴボウ
秋
レタス
トマト
ナス
かぼちゃ
キュウリ、ピーマン、とうもろこし
など
夏

果物には収穫時期が限定されているものも多いので、1年のうちでも春のイチゴから、メロン、スイカ、モモ、ナシ、ブドウ、柿、ミカンへと、出回る果物の変化によって季節を感じている人も多いかもしれません。

また、魚介類にも旬がありますが、漁獲高によって左右され、地域によっても異なるので、はっきりとは言い切れません。一般的には冬から春にかけてタイやサワラ、夏はアジやアナゴ、カンパチなど、秋はサンマや鮭、冬はフグやヒラメ、タラ、アンコウ、ブリなどが旬の時期と言われています。

カツオのように年に2回、旬がある魚もあります。カツオは4~5月頃初ガツオのシーズンを迎えますが、9月から10月に戻りガツオの時期もあり、9月以降も脂がのって美味しい時期と言われています。

こうして見てみるとおわかりのように、旬というのはある程度、時期の幅があり、気候や産地などによっても変動するので、厳密に特定できるものではありません。気候変動や栽培技術の変化も加わって、最近は食材の旬がわかりにくくなっているのも事実ですが、それでも**「季節を問わず毎日、健康のためにトマトジュースを飲んでいる」**などてしまいます。

という健康法はナンセンス。冬に夏野菜であるトマトを必要以上に食べれば体を冷やし

せっかく自然の恩恵に恵まれた日本に暮らしながら、こうした知識を知らずに、よかれと思ってやっていることでかえって体調を崩してしまっては、とても残念なことです。

体というのは日々、微妙に変化するもので、自分の体の内側で起こることも変化しますし、外側の環境に応じて変わったりもします。ですからその時々に応じて、必要とする食べ物も変わってきて当然なのです。その日の自分の体の声を聞き、何が必要なのかを感じられる感覚を研ぎ澄ましてほしいと思います。

ぜひ、その時期に旬を迎える食材を知って、意識的に取り入れるようにしてください。旅先などでは、その土地ならではの食べ物を味わうのもよいことです。

青魚・鮭

魚介類が豊富に食べられるのが和食の魅力の一つですが、中でも積極的に食べて欲し

いのが、**イワシ、アジ、サバなど、小型の青魚と鮭**です。マグロやカツオなどの大きな回遊魚は重金属が蓄積されていますので、日常的に食べることはおすすめしません。

先述のように、青魚の脂にはオメガ3脂肪酸のＥＰＡ・ＤＨＡが豊富に含まれています。以前から、ＥＰＡは血液をサラサラにし、血栓を作りにくくするため心臓病を予防する効果が知られていました。ＤＨＡは脳や目の網膜などの神経系に存在する脂肪酸で、脳の神経伝達をスムーズにするため認知機能を高めたり、うつ症状を予防するなど脳の健康に寄与する働きが注目されてきました。

さらに、近年ではＥＰＡ・ＤＨＡに、体内の炎症を抑える働きもあることがわかってきました。インスリンの感受性を高めて糖尿病にかかりにくくする働きも報告されています。[*10]

「血液の薬」とも言えるほど、確かな健康効果が期待できますので、ＥＰＡ・ＤＨＡは多くの方に強くおすすめしたい栄養素です。こうしたＥＰＡ・ＤＨＡの健康効果を得るためには、合わせて1日あたり1g以上の摂取が目安です。**ブリ、サンマ、イワシ、鮭を30～40gで1gが摂れます。**なお、ＥＰＡは酸化しやすいので、**ＥＰＡ摂取を目的に**

食べる場合は、青魚を生の刺身で食べるのが最も理想的な食べ方です。

また、鮭は免疫維持に深く関わる栄養素であるビタミンDを多く含む代表格です。切り身一切れ（約100g）で1500IU（=International Unit：生体に対する効力でその量を表す国際単位。物質により1IUの量は異なる）程度のビタミンDが含まれますので、**毎日鮭の切り身を一切れ食べていれば、ビタミンDはほぼ十分補給**できます。青魚にもビタミンDが豊富です。

ちなみに鮭の鮮やかなピンク色は、「アスタキサンチン」という色素成分で、強い抗酸化作用があります。老化に対抗する意味でも、積極的に摂りたい食材です。

牡蠣・鶏レバー

現代人に不足しがちな栄養素の「亜鉛」が摂れる食材の代表が、牡蠣《かき》です。亜鉛の1日の必要摂取量は成人男性11mg、成人女性8mgですが、若い世代でも多くの人は亜鉛が不足しています。年齢を追うごとに亜鉛の吸収力は下がる傾向があり、70歳以上の高齢者になると不足はより深刻です。代謝機能の根幹に関わる亜鉛が不足すれば、臓器そのものの機能が低下し、さまざまな不調が起こってきます。

大振りの牡蠣4個（約80g）で亜鉛11・6㎎と、1日の必要摂取量をカバーできます。鶏レバーの場合は4串（約120g）で4・0㎎です。他には**切り干し大根やアボカド、ごま、海苔、チーズ、煮干し、ココア、抹茶などにも亜鉛が含まれています**ので、こうした亜鉛を含む食材を積極的に活用し、亜鉛の補充を心がけましょう。

ただし、食品だけでカバーするのは意外と難しいかもしれません。その場合はサプリメントも利用しましょう。

納豆

日本は世界屈指の発酵食品大国ですが、**発酵食品の中でも「スーパーフード」として世界で注目されている有益な食品が納豆**です。納豆に特有の納豆菌は食品類の中で最も増殖力が強い菌として知られ、病原性大腸菌O－157の繁殖を抑えるほど強力であることがわかっています。腸内細菌叢のバランスを整えることができ、納豆菌があると乳酸菌のはたらきを強めることも知られています。

また、大豆を発酵させて作っている発酵食品ですから、「大豆イソフラボン」という大豆特有のポリフェノール成分も摂取することができます。

さらに、近年の研究で納豆に含まれる「スペルミン」というたんぱく質の一種が細胞の代謝を促進し、体内の炎症を抑えることがわかり、健康長寿にも関係するのではないかと注目されています。

納豆には、ビタミンD、マグネシウム、亜鉛など、現代人に不足しがちな栄養素も含まれています。特筆すべきは、ビタミンKが豊富なことです。ビタミンの名称は発見された年代順に決まりますので、Kは発見されたのが最も新しいビタミンなのですが、近年の研究で重要な働きがあることがわかってきて、ビタミンKの話題もよく耳にするようになりました。

ビタミンKは動脈壁からカルシウムを抜き取り、骨へ移動させる作用があり、骨を作るのに欠かせません。動脈壁からカルシウムを抜き取るということは、血管へのカルシウムの沈着を起こりにくくするため、動脈硬化の予防効果もあります。納豆が作り出す酵素の一つ「ナットウキナーゼ」も消化管から血液中に取り込まれ、血液をサラサラにして血栓を予防する効果があります。

和食に特有のスーパーフード、納豆の恩恵を享受しない手はありません。**毎日納豆を食べる習慣を持つ**ことで、長期的に体を生活習慣病から守り、健康長寿に寄与することが期待できます。

国立がん研究センターのチームによる研究では、過去に循環器疾患にかかったことのない45〜74歳の男女約9万人に対する追跡調査で死亡リスクを調べると、毎日25g（半パック程度）の納豆を食べるグループは、全く食べないグループより循環器疾患で死亡するリスクが男女とも2割少ないという結果が出ています。[*11]

納豆を冷蔵庫に常備して、おかずの定番にしてください。白いご飯の食べ過ぎには注意が必要ですから、「納豆はご飯にかける」というワンパターンな食べ方ばかりではなく、豆腐にかけたり、青菜と和《あ》えたり、納豆オムレツにしたりと、いろいろな美味しい食べ方を工夫してみましょう。

緑の濃い野菜

ほうれん草、春菊、小松菜、ケール、ブロッコリー、ゴーヤなど青菜や緑の濃い野菜を積極的に摂ってほしいと思います。これらはマグネシウムを多く含む食材の筆頭だからです。

マグネシウムは細胞のエネルギーを作り出すのに必須の栄養素でありながら、多くの人で不足していることは1章で述べたとおりです。**マグネシウムはストレスがかかるとどんどん尿から体外へと排出されてしまう栄養素でもありますから、毎日こまめに補充することが大切です。**もちろん、マグネシウムだけではありません。緑の濃い野菜は抗酸化物質も摂取することができますし、ビタミンや食物繊維の補給源にもなります。

さらに言えば、品質をよく見極め、良質な土で育てられた野菜を選ぶことが大切です。野菜も大量生産する時代になってから、人工的な農薬や肥料がたくさん使われる化学農法が中心になりました。それによって土壌の質が変化し、ミネラルが大幅に失われてしまいました。最近の野菜は、ビタミンやミネラルの含有量が極端に少なくなっています。

土壌のミネラルまで気をつけて食材を選んでいる人はどのくらいいるでしょうか。**有機無農薬の良い土地で育った野菜のほうが、そうでない野菜に比べて栄養価は何倍も高くなる**ことを知っておきましょう。

ミネラルウォーター

私たちの体は約30兆個もの細胞からできており、その一つひとつに水分が存在しています。**成人の体の約6割は水分でできています。**これらの水分の一部は血液やリンパ液などの体液となり、体を循環して必要な栄養素や酸素を運び、不要な老廃物を回収して体外に排出します。

ですから水分の摂取量が不足すると、尿や血液の濃度が濃くなります。尿が濃くなれば有機物質が結晶化して石ができやすくなりますし、細菌が繁殖しやすくなって膀胱炎《ぼうこう》にかかりやすくなります。血液が濃くなればドロドロになって血栓ができやすくなったり、栄養素の吸収が阻害されたりと健康リスクが高まります。

普通に生活しているだけでも、呼吸や汗から水分は失われています。さらに尿や便で排泄される水分も合わせると成人男性で1日に約2リットルもの水分が失われると言われています。**食事中の水分や体内で作られる水分以外で、1日に約1リットルの水分を補給する必要があります。**

近年は、特に夏場の猛暑が過酷になってきていますので、さらに増やすほうがよいでしょう。体の水分の5%を失うと脱水症状や熱中症の症状が現れ、10%を失うと筋肉のけいれんや循環不全などが起こり、20%を失うと死に至る恐れがあります。

補給する水分はミネラルウォーターを基本に考えてください。市販の清涼飲料水では糖質が過剰になりますし、経口補水液やスポーツドリンクも不要な成分が過剰になりがちです。お茶やコーヒーからはポリフェノールを補給することができますが、カリウムなどのミネラルは不足しています。また、カフェインが含まれているものは利尿作用があり、かえって脱水に傾くおそれがあります。

ちなみに、お茶やコーヒーを淹《い》れるときの水は水道水が使われることが多いと思いますが、このときも浄水器を通すことをおすすめします。日本の水道水は、外国に比べてきれいなことは間違いありませんが、微生物を除去する際の塩素が最終産物のフミン質と反応してトリハロメタンなどの発がん性物質をつくるリスクも残っているからです。

また、浄水場を出るときの水は水質基準をクリアしていますが、水道管の中を長い距離、流れるうちに、有害金属などが混入するリスクも考えられます。水分は体を作る基本となりますから、その質には敏感になる方がよいと思います。

摂りすぎに注意したい食材・料理

白い主食

できるだけ摂りたい食材がある一方で、摂りすぎに注意して、できれば避けたい食材もあります。その一つは**白米、精製された小麦粉でできた白いパン、うどんなどの「白い主食」**です。

玄米のほか、ライ麦、全粒粉など精製度の低い穀類は、ビタミンやミネラル、食物繊維などの栄養を残しているので「ホールフード」と呼ばれます。

これに対して、白米や精製された小麦粉は、精製の過程でもともと含まれていたビタミン、ミネラル、食物繊維が失われ、ほぼ糖質だけになっていますので、「エンプティカロリー」（栄養が失われた空っぽのカロリー）とも呼ばれています。食物繊維が乏しいため、食べると血糖値の乱高下を引き起こし、太りやすくなります。そのわりには栄養を取り入れることができず、脳が「もっと食べろ」と指令を出すため、さらに食べたくなるという負のスパイラルに陥ります。

大量の糖質を分解するためにビタミンB群も消費しますので、さらに栄養が不足してしまいますし、食後血糖値が大きく上がると、糖尿病にかかりやすくなるのはもちろんのこと、血糖値を下げるために過剰にインスリンが分泌されると老化が促進されてしまいます。

ちなみに、小麦に関しては、小麦に含まれるグルテンというたんぱく成分を摂取しない「グルテンフリー」の食生活を推奨する説もあります。グルテンは米の成分に比べて消化しづらいたんぱく成分であることは事実です。未消化の成分がアレルゲンとなって腸内で免疫システムに影響を与え、遅発型小麦アレルギーの原因になると言われています。

ただし、消化能力やアレルギー反応には個人差がありますので、全ての人が小麦を避けるほうがよいということではありません。グルテンアレルギーがあるかどうか抗体検査やアレルギー検査で確かめるのがベストですが、パン、うどん、そうめん、ケーキなど小麦製品を食べると体調がよくない、便秘や下痢になっておなかの調子が悪いなど、慢性的な不調を感じるかどうかが判断材料になります。この場合は精製、未精製にかかわらず、小麦、大麦、ライ麦などを中心にグルテンを含む食品をできるだけ避けることがすすめられます。自分で体調を見極めながらコントロールしてみましょう。

和食の献立を基本とすれば自然とグルテン摂取も少なくなってくると思います。その際の主食は白米よりも、**質の良い玄米や雑穀米を選ぶ**ようにしてみてください。

甘い飲料

糖分がたっぷり入った市販の缶コーヒーや清涼飲料については、可能な限り避けるほうが健康を損なうリスクを下げられます。これらは短時間に大量の糖質を取り込むことになるため血糖値への悪影響が大きいからです。

市販の清涼飲料水500mLには約50g、スポーツドリンクでも500mLあたり約30g前後の糖分が含まれますので、甘い飲料をよく飲む人などは、簡単に1日100gの糖分を摂取しています。**適正な1日の糖質摂取量は、体を動かす人で300g程度、デスクワークなら200g、やせたいなら150g**です。

しかし、**握りこぶし大のご飯がだいたい糖質量50g、幕の内弁当1人前で糖質量130〜150g**です。食事だけでも過剰になりがちな糖質量に加えて、甘い飲料を愛飲していれば、太らないはずはありません。

単に体重が増えて見た目が変化するだけではなく、糖質の過剰摂取は免疫力を下げ、糖尿病や心筋梗塞などの生活習慣病や老化を促進することを忘れてはなりません。

なお、甘い飲料の中には「ノンカロリー」や「カロリーゼロ」を謳《うた》い文句に、人工甘味料で甘くしたものもあります。しかし体重コントロールのためにと**人工甘味料に頼り**

すぎると、新たな疾患のリスクを増やしてしまう可能性がありますので、要注意です。

10万人を対象として、2009~2021年にわたり、人工甘味料(アスパルテーム、アセスルファムK、スクラロース)摂取量と疾患発生との関係について調べたフランスの研究によると、人工甘味料を摂取した群は心臓血管疾患や脳血管病変のリスクが増えていました。[*12] また、同じ研究者らによる別の研究では、人工甘味料摂取が発がん率の上昇につながることも報告されています。

人工甘味料は腸内細菌叢を変化させ、糖代謝に悪影響を及ぼすリスクがあるということも過去に報告されています。こうした研究を踏まえて、2023年5月、世界保健機関(WHO)は「砂糖代替の甘味料に体脂肪減少効果はない」「長期使用により成人の2型糖尿病や心血管疾患、死亡のリスク増加など、望ましくない影響がある可能性」が示唆されている、というガイドラインを発表しています。[*13]

人工甘味料は、普通の砂糖の何倍もの甘みがあります。それを日常的に摂っていれば甘みに対して鈍感になり、もっともっとと渇望するようになってしまいますので、砂糖の代用品として頼るのはやめましょう。

特に注意して欲しい人工甘味料が「異性化糖」（高フルクトース・コーンシロップ）です。原材料の表記には「ブドウ糖果糖液糖」「果糖ブドウ糖液糖」と記され、市販されている清涼飲料水、菓子類などに広く使われています。

なお、人工的な甘みのついた清涼飲料水だけでなく、果汁１００％のジュースも１杯で20～25ｇの糖質を含んでいます。栄養ドリンクも小瓶１本で約20ｇの糖質が含まれています。糖質制限のために主食を減らしても、こうした飲料を飲めば隠れた糖分を摂取してしまい、元の木阿弥《もくあみ》です。

口にする飲み物は、ミネラルウォーターを基本に、糖分を入れないコーヒー、お茶などを選ぶことをおすすめします。

糖度の高い野菜・果物

野菜や果物はビタミン・ミネラルや食物繊維の摂取源となりますが、糖質量のコントロールを意識するうえでは、糖度の高い野菜、果物も摂りすぎに注意しなくてはなりません。

果物類には糖質の一種である果糖が多く含まれていますが、果糖の摂りすぎは脂肪肝の原因となり、さらに糖尿病のリスクとなります。最近の果物は品種改良が進んで糖度が高くなっており、このようなリスクが増大しているということを意識しておく必要があります。糖尿病を予防するために、サルに与える果物の量を減らしているという動物園もあるようです。これは動物だけの問題ではなく、私たち人間にとっても、糖度の高い果物を多く食べることのリスクは同じです。

甘いスイーツを食べるよりも果物のほうがビタミン・ミネラルを摂取できると思いますし、食べてはいけないわけではありません。量と頻度に注意してうまくコントロールしてください。

また、野菜の中にも糖質量の多いものがあります。**サツマイモ**1本（約200g）の糖質は59g、**ジャガイモ**1個（約100g）は糖質16g、**かぼちゃ**は約100gで糖質量17gです。根菜類や芋類は糖質量が多めなので、血糖値に問題がある人はほどほどがよいでしょう。

動物由来の肉

たんぱく質の摂取は、**魚を週に半分、それ以外で鶏肉、卵、豆を基本に、豚肉や牛肉はバランスを考えて、たまに摂取するという食べ方をおすすめ**しています。豚や牛などの赤身肉の過剰摂取は、さまざまな慢性疾患の原因となることが指摘されています。2017年に報告された研究では、毎日100gの赤身肉を摂取すると脳血管障害、乳がんのリスクが11％増加し、心筋梗塞など心臓血管疾患のリスクが15％、大腸がんのリスクが17％、前立腺がんのリスクが19％増えることが報告されています。[*14]

また、赤身肉を摂取すると、腸内細菌が赤身肉を分解する際に「TMAO（トリメチルアミンN−オキシド）」と呼ばれる物質を生成します。TMAOの増加は酸化ストレスを増やし、心臓疾患のリスクを高めたり、腎機能を低下させると言われています。他に、牛や豚の肉は腸内細菌によって発がん性物質を作るという報告もあります。さらに、肉食が過剰になると体内の炎症が促進されることは既にお伝えした通りです。

赤身肉と言えば、一般的には脂肪が少ない赤い色の部位の肉をイメージすると思いますが、このような栄養学の研究で用いられる赤身肉とは「赤肉」のことで、主に哺乳動物の肉を指します。

こうした哺乳動物の肉は、その動物が飼育される過程で抗生物質やホルモン剤などが使われていることもあるということを知っておく必要があります。四足動物の赤身肉を得るために使われる穀物資源の量を考慮すると、SDGs（持続可能な開発目標）の観点から見ても、優先的に選択すべき食材とは言えません。

もう一つ、**肉にはリンが多く含まれている**ということも注意してほしい理由の一つです。リンは自然の食べ物にも含まれており、生命維持に欠かせない元素なのですが、**加工食品などに食品添加物として使われることが多く、現代生活ではリンが過剰になりがち**なのです。

過剰なリンは腸でカルシウムと結びつき吸収を妨げるなど、悪影響を及ぼします。カルシウムの吸収が妨げられると、体は自分の骨を溶かして血液中のカルシウムを補おうとします。溶け出したカルシウムが石灰化して血管内にこびりつき、動脈硬化を進め、その結果、血圧が上がったり、心筋梗塞などの血管病を引き起こしたりするリスクがあります。欧米人に心臓疾患が目立つのは、牛肉の消費量と無関係ではないでしょう。

もちろん、肉には鉄分や亜鉛などの必須ミネラルも含まれており、貴重な栄養源でもあります。さまざまなメリット、デメリットを考慮したうえで、たんぱく源は魚を中心に、それ以外で鶏肉、卵、豆。そして牛や豚の肉はたまに少量食べるくらいに控えることをおすすめしています。それががんや心臓血管疾患を予防し、健康で長生きする食事にもつながるでしょう。

加工食品

ハム・ソーセージ・ベーコンなどの加工肉も、赤身肉と同様にさまざまな慢性疾患の罹患《りかん》リスクを上げることが指摘されています。加工肉や**練り物**などを筆頭に、多くの加工食品には、保存性をよくする、味や形を調整する、色をきれいにするなどの目的で、さまざまな食品添加物が加えられています。食品添加物大国とも言われる日本では、1

948年に「食品衛生法」が施行され、食品添加物の規制が始まりました。その後、時代に合わせて改正が行われていますが、それによって国民の健康が守れているかは疑問です。他国では使用を禁止されているものが日本では使用許可を得ていたりするからです。

注意してほしい食品添加物の一例を挙げると、**ウインナー、ハム、明太子**などに多用される発色剤「亜硝酸ナトリウム」は、発がん性が確認されています。また、同様に加工肉によく使われている食品添加物の一つに「硝酸塩」がありますが、精神科疾患を患っている患者と健常の人とで比較を行ったところ、硝酸塩を添加したビーフジャーキーを食べている人では3・5倍躁《そう》病にかかりやすいという報告があります。[*15]

「リン」の摂りすぎにも注意が必要です。肉、魚、牛乳、卵など自然な食材に含まれているリンの吸収率は40〜50%ですが、**食品添加物の「無機リン」は90%が吸収されてしまい、リンの過剰摂取につながっています。**加工肉や練り物には、弾力性のある食感を作り出すために必ずと言っていいほどリンの化合物が使われています。しかも「リン」という名称で表記されていない場合が多いので、知識がなければ見分けるのが難しいのです。

食品添加物としてのリンは、正確にはリン酸化合物であり、「リン酸」「リン酸ナトリウム」などの名称であればまだわかりますが、「PH調整剤」「乳化剤」「膨張剤」「結着剤」「かんすい」なども実はリンを含みます。清涼飲料水に使われている「酸味料」もリンの仲間です。リンの過剰摂取で、動脈硬化や腎機能への影響のほか、腹痛、下痢、膨満感、吐き気のような胃腸症状やアレルギーなどが起きる可能性もありますので、リンには無頓着でいないほうがよいでしょう。

また、こうした食品添加物のリスクは、摂取した直後に症状が出るというものばかりではなく、経年的に母体や胎児に影響を及ぼす可能性もありますので、やはり可能な限り控えるほうが賢明です。

美味しいからたくさん食べてしまうような加工食品には、かなりの頻度でリンが加えられていますが、その内容をチェックし、なるべく不要なものを過剰に摂取しない努力をしてみてください。

大型の回遊魚

私は「魚をもっと食べよう」と推奨していますが、**メカジキやマグロなど大型の回遊魚**は例外です。これらは海での食物連鎖の頂点におり、エサとなる小さな魚が持っていた水銀を溜め込んでいるからです。

マグロをよく食べる日本人は、外国人に比べて水銀がかなり多く蓄積している傾向があります。米国の平均毛髪中水銀濃度は0・8ppm未満ですが、日本人男性のそれは5・0ppmにもなるほど大きく違います。

私のクリニックでは、ヒ素、鉛、水銀、カドミウム、アルミニウム、ニッケルなど17種の金属の体内蓄積について、毛髪分析検査をしていますが、水銀が検出される人は少なくありません。

水銀は神経細胞に対して障害を与えることが証明されている代表的な神経毒です。世界的にも出産可能年齢の女性の42%に基準値を越える毛髪中の水銀濃度が確認されています。妊婦に水銀がたくさん蓄積していると、子どもにも影響を与えてしまいますし、一部の疾患と水銀の蓄積との関係を指摘する報告も増えていますので、私は水銀を多く含む魚の摂取には警鐘を鳴らしています。

鮭はプランクトンや藻を餌としており、水銀の影響が少ないことが特徴です。サンマやイワシなどは、生存期間が短いこともあり水銀は多くはありません。日本人はマグロが好きな人も多いのですが、これらは量と食べる頻度をコントロールし、**日常では近海物の青魚を積極的に摂取すべき**だと思います。

農薬が使われている食材

産業の発達と環境汚染が進んだ結果、現代人の体には知らず知らずのうちに水銀、ヒ素、カドミウム、鉛などの有害金属が蓄積しています。侵入経路はさまざまですが、私たちが口にするもので気をつけたいのは、これまで述べてきたように、**直接金属を含有している大型の魚、食品添加物、そしてもう一つが農薬**です。

有害金属をできるだけ取り込まないようにするためには、米や野菜を育てる過程でどのくらい農薬が使われているかにも、もっと敏感になる必要があるかもしれません。

野菜や果物の残留農薬ももちろん注意してもらいたいのですが、私が特に注意すべきだと思うのは、**外皮の残留農薬をそのまま摂取してしまうような玄米と、農薬をかけたブドウの皮ごと搾った海外物の安価なワイン**です。

白米よりも玄米や雑穀米のほうが健康効果を期待できますが、市販の玄米・雑穀米が全て安全かというとそうではありません。農薬を多く使って栽培された玄米では、外皮に残留農薬があるため、ヒ素などの有害金属を摂取してしまうことになり、健康に良いと思って食べていても本末転倒です。しかも主食ですから毎日継続して摂取してしまうことになります。

実際に私のクリニックでも、健康のために玄米を食べていた患者さんの毛髪から大量のヒ素が検出されたことがありました。**玄米・雑穀米を選ぶ場合には、無農薬あるいは低農薬栽培に留意したものを選ぶことが大切**です。

もう一つ、育てる際に農薬を使ったブドウを皮ごと搾って作られたワインも、やはり注意が必要な食品です。もちろん加工の過程で洗浄や加熱によってある程度、農薬成分が分解・除去されるのですが、国によって農薬使用や製造法の規制もまちまちですし、もっと言えば、そのワイナリーがどのくらい安全・安心にこだわり、どのような製法を行っているかによって品質は格段に違ってきます。未整備の環境のまま製造・輸入されている海外産のワインも身近に溢《あふ》れているので、選ぶ目を養わなければなりません。

実際に、海外産の安価なワインを多飲していた私のクリニックの患者さんのなかに、鉛やヒ素などの有害金属が検出されたケースもありました。

また、ワインには、空気に触れて酸化・劣化することを防ぐ目的で、亜硫酸塩と表記される酸化防止剤が添加されていることも多いです。ワインに含まれる亜硫酸塩は低濃度と言われていますが、大量に人体に取り込まれれば有毒です。これも国によって基準が異なり、ワイナリーによっても使われる量が異なります。

最近はオーガニックワイン、ビオワインなどと呼ばれる自然派のワインも多く出回っています。ワインの品質は厳しく選ぶことをおすすめします。

揚げ物

カリッと揚げられた唐揚げやコロッケなどの揚げ物が好きな人は多いと思いますが、健康を考えるなら控え目にすることをおすすめします。揚げ物のキツネ色は、たんぱく質と糖質が結びついてできた**「AGEs（終末糖化産物）」**と呼ばれる物質によるものです。これが**体内の炎症を促進させ、「糖化」（いわゆる体の焦げ）につながり、老化を促進させます。**

体内のAGEsを増やす要因は、体内で起こる反応と、外部から糖化した食べ物をとるという二つのルートがあり、揚げ物を食べることは後者のリスクを高めることになります。揚げ物に限らず、焼き物、炒め物など高温調理された食べ物にはAGEsが大量に含まれています。煮たり蒸したりした食べ物はAGEsが比較的少なく、生ものにはほとんど存在しません。

したがって、**調理法を選べる場合には「揚げる・焼く」よりも「茹《ゆ》でる・煮る・蒸**

す」といった方法で、より低温で調理されたものを選ぶ方が、取り入れるＡＧＥｓを減らせます。

また、揚げ物は調理の際に油を多く含みます。脂質の摂りすぎは体内のコレステロールや中性脂肪を増やし、これらが活性酸素によって酸化されると過酸化脂質と呼ばれる酸化しすぎた脂質が発生します。その点でも控えたほうがよい食品と言えるでしょう。

キッチンに置いておきたい油と調味料

摂りたい油、避けたい油

油（脂質）の主な構成成分である脂肪酸は、バターやラードなど動物性の脂に含まれている「飽和脂肪酸」と、オリーブオイルや亜麻仁油など植物性の油に含まれている「不飽和脂肪酸」の2種類に大別されます。飽和脂肪酸はさらに短鎖脂肪酸、中鎖脂肪酸、長鎖脂肪酸に分けられ、不飽和脂肪酸は一価不飽和脂肪酸（オメガ9）と多価不飽和脂肪酸（オメガ3、オメガ6）に分けられます。

これらの油の中には健康に良い油と健康に悪い油があります。**加熱しても酸化されにくいという点では、常温で放置すると白く固まるバター、ラード、ヘット（牛脂）、ギー（バターから水分やたんぱく質を除いた油）など飽和脂肪酸に利点があります。**

飽和脂肪酸の中でも、**ココナッツオイル**や**MCTオイル**などには中鎖脂肪酸という分子量の小さな脂肪酸が多く含まれ、糖質制限のサポートや脳のコンディションアップに役立つと言われています。

一方、不飽和脂肪酸は常温で液体の油で、時間とともに酸化しやすい性質があります。ただし、オリーブオイルにはオメガ9のオレイン酸やポリフェノール類が多く含まれ、液体でありながら酸化しにくいと言われています。植物油脂の中では、最近話題の**米油**も、オレイン酸を40%程度含んでおり、比較的酸化に対して強い油と言えそうです。

また、体内の炎症を抑えるという点では、なんといってもオメガ3脂肪酸です。**青魚に含まれる魚油がオメガ3のEPA・DHAを豊富に含んでいます。エゴマ油**や**亜麻仁油**に含まれるαリノレン酸も同じオメガ3です。これらは体内でEPAやDHAに変化すると考えられますが、これは代謝酵素を持つかどうかによって個人差もあるようです。加熱によって酸化しやすいため、できるだけ**生で摂るのが理想**です。

紅花油、コーン油、大豆油、ごま油などはオメガ6脂肪酸で、よほど偏った食事を続けない限りは十分足りているはずですので、むしろ過剰摂取に気をつけるべきです。**オメガ6の過剰摂取は炎症を促進してしまいます。**悪玉コレステロールを増やすだけでなく善玉コレステロールも減らすことが指摘されており、注意が必要です。風味付けに少量使う油にするほうがよいでしょう。

そして、炎症を予防するうえで**最も警戒すべき油が、マーガリン、ショートニング、業務用油などをつくる過程で発生する「トランス脂肪酸」**です。トランス脂肪酸は、不飽和脂肪酸に水素を添加したり、高温処理したりして油を抽出したときに生成される特殊な脂肪酸で、通常の脂肪酸とは構造が異なります。善玉コレステロールを減らし、悪玉コレステロールを増やすなど健康への悪影響が報告されています。

ちなみに、**マヨネーズ**には卵や酢が使われているものの、その原料の大半は油です。製品によってどのような油が使われているかは違いますが、**「植物性油脂」**とだけ表記

されている場合は、高濃度のトランス脂肪酸が含まれていると考えてよいでしょう。マヨネーズが好きで何にでもかける若者は、年齢を重ねたときに健康を害するリスクを自ら高めているように見えてなりません。

健康のためには全ての脂質の摂取を控えるほうがいいと思っている方も多いかもしれませんが、脂質は細胞膜を作り、細胞の形や柔軟性を保つなど大切な働きがあります。肌に潤いを与えるのも、細胞のエネルギー源にもなるのも脂質があるからですし、脂質はホルモンや胆汁の材料にもなります。量だけを問題とするのではなく、その種類や性質を理解して、過不足なく適切な量の脂質をきちんと摂取する必要があります。

ココナッツオイル

油のなかでもおすすめしたいのが**ココナッツオイル**や**MCTオイル**です。ココナッツオイルの脂質は常温（25℃以下）で白く固まる、酸化しにくい飽和脂肪酸で、その約6割を占める主成分は中鎖脂肪酸という分子量の小さな脂肪酸です。中鎖脂肪酸（Medium

脂肪酸の種類

飽和脂肪酸			不飽和脂肪酸		
短鎖	中鎖	長鎖	一価	多価	
C1~6	C7~12	C13~	n-9 （オメガ9）	n-6 （オメガ6）	n-3 （オメガ3）
酢酸 酪酸 蟻酸	ラウリン酸 カプリル酸 カプリン酸	パルチミン酸 ステアリン酸 ミリスチン酸	オレイン酸	リノール酸 γリノレン酸 アラキドン酸	αリノレン酸 EPA/DHA
バター	炎症⬇ ギー ココナッツオイル MCTオイル	ラード ヘット	オリーブオイル 米油	炎症⬆ 紅花油 コーン油 大豆油 ごま油 ひまわり油	炎症⬇ 青魚の魚油 エゴマ油 亜麻仁油

・C＝炭素

・「n-3」は端から数えて3個目の炭素に二重結合があることを指す

Chain Triglyceride）は頭文字をとってＭＣＴとも呼ばれます。最近では、中鎖脂肪酸を多く含むココナッツオイルやパームオイルからＭＣＴだけを精製して作った**１００％ＭＣＴのオイル**も販売されています。

中鎖脂肪酸は、他の脂肪酸と代謝経路が異なり、腸管からすぐに血液中に吸収され、肝臓で代謝されるという特徴があります。肝臓で「ケトン体」と呼ばれる物質に変化し、脳に運ばれて神経細胞のエネルギーになります。そのため、認知症や難治性の脳神経疾患に対してココナッツオイルが有用という報告も増えつつあります。

他にも、体内の脂肪燃焼を促進する働きがある、空腹感を抑えて食欲を制限するなどの効果も報告されており、糖質制限を行っている人には役立つでしょう。糖質制限を行うとき、体はエネルギー源を糖質から脂質メインへとシフトし、脂質の分解が進みケトン体が作られやすくなりますが、このときココナッツオイルをとれば、さらにケトン体の産生が進みます。

また、ココナッツオイルには「ラウリン酸」と呼ばれる中鎖脂肪酸の一種が約50％含まれており、これが体内で抗ウイルス成分に変化して天然の抗生物質のような働きをすると言われています。感染症予防や免疫力アップにも役立つ可能性があります。

ココナッツオイルをキッチンに常備して、炒め物などの加熱調理に利用するほか、カレーやヨーグルトに垂らしたり、コーヒーに小さじ1杯溶かしたりするのもおすすめです。和食には使いにくい印象もありますが、ココナッツの風味を抑えたものもありますので、用途に応じて合う製品を利用しましょう。高温処理された安価なものにはトランス脂肪酸が含まれていることもあるようですので、**低温抽出の「エキストラバージン」**

オイルを選ぶことが大切です。

発酵調味料（醤油、味噌、酢、塩麹）

醤油、味噌、酢、塩麹などの発酵調味料は「言わずもがな」で、どの家庭にも常備されていると思います。和食に欠かせないこれらの調味料を、大いに毎日の食事に活かしてください。これらの発酵調味料には、乳酸菌のほか、酵母や麹菌など腸内環境を良好に維持する素材が多く含まれています。

なかでも興味深いものが麹菌です。日本酒を造る際に、蒸した米に麹菌をまんべんなく振りかけて日本酒が造られますが、この麹菌は、別名「米麹」とも呼ばれ、もともと日本にしか生息していない珍しい生命体です。

米麹のことをわが国では「糀」と表記することもありますが、これは蒸した米の表面に花が一面に咲いたように見えるという麹の特徴をよく表した、見事な表意文字です。現在は「麹」という文字が使われることのほうが多いようですが、麦を発酵させた酒づくりに「麹」、米を使った日本酒づくりに「糀」という字を使うことのほうが、本来の意味に近いようです。

糀は、デンプン質を分解してブドウ糖に変えるはたらきがあります。蒸した米と糀だけでできた「甘酒」にはアルコール分は含まれず、多種類のビタミン、ミネラルも豊富に作り出されているため、**甘酒はまさに栄養ドリンクのような内容成分**となっています。江戸時代には夏の健康ドリンクとして珍重されていたようです。現代でも天然の栄養ドリンクと言われ、お酒が苦手な方でも甘酒を飲むことで栄養補給が可能です。ただし**糖分が多めですので飲み過ぎには注意**が必要です。

ちなみに、酒粕《さけかす》に砂糖を入れて作る即席の甘酒もあり、これは**「粕汁」**とも呼ばれます。**「酒粕」**も和食に特有の発酵食品の一つですので、料理に活用されることをおすすめします。

味噌も本章のはじめにご紹介した通り、心臓血管疾患予防、免疫力調整作用などさまざまな健康効果が期待できます。味噌には塩分が多いと心配される方もいますが、1日1～2杯の味噌汁では塩分過剰にはなりませんので心配無用です。腸内細菌の状態を良好に保つためにも発酵調味料を積極的に取り入れましょう。

茶色い糖

料理などに使う糖は、白砂糖よりも精製度が低くミネラル分が残っている黒糖、きび糖など「茶色い糖」を選ぶことをおすすめします。

砂糖の摂取が増えれば増えるほど、ビタミンやミネラルなど、健康を維持するうえで欠かすことのできない栄養素の摂取量が減少するという報告があります。[*16] この研究では、最も砂糖を多く摂取していた群では、摂取総カロリーの20％以上の量の砂糖を摂取していました。摂取総カロリーを２０００kcal／日と仮定すると、１００g以上の砂糖を食べていたことになります。本研究のデータから推測すると、**健康維持のためには1日に20～30g程度の砂糖摂取**にするほうが良さそうです。

人工甘味料と同様に、どんな糖も強い甘みを日常的に摂取していれば、甘みに対してどんどん鈍感になり「シュガークレービング（糖分渇望）」を引き起こすリスクがあります。何より糖質が過剰になる最大の要因です。料理に使われる砂糖も無意識のうちに摂取してしまいがちな「隠れ糖分」ですから、うまく量をコントロールするように工夫しましょう。

不足を補うサプリメントの使い方

不足しがちな3大栄養素をサプリメントで補う

食事だけでは不足する栄養素を補うのがサプリメントの役割です。栄養状態は個人によって違うので、「その人に足りない栄養素」を確認して補うというのが本来の使い方になります。不足している栄養素を特定するには、血液検査や毛髪検査など詳しい検査が必要ですが、職場や地域で実施している一般的な健康診断では調べられる項目が非常に限られていて、栄養素が足りているかを知ることはできません。

そのため、日々の生活状況や起こりやすい不調などから必要と思われるものを推測しているというのが多くの人の現実なのではないでしょうか。

アンチエイジングクリニックであれば栄養状態を調べられますので、一度相談してみることをおすすめしますが、いずれにせよ**多くの人で不足しがちな3大栄養素「ビタミンD」「マグネシウム」「亜鉛」については、サプリメントの活用をおすすめ**します。

・ビタミンD

ビタミンDに関しては、現代人なら年代を問わず、ほぼ全員にサプリメントが必要と言っても過言ではありません。医学的に用いられるビタミンDの血中濃度は30ng／mL以上が至適濃度とされていますが、日本人は平均で25ng／mL程度で、これに到達していません。

サプリメントとして販売されているビタミンDには、D_2とD_3の2種類があります。

人体で作られるビタミンDはD_3であり、**サプリメントとして摂取すべきビタミンDも**

できるだけビタミンＤ$_3$と表記されている製品を選ぶことをおすすめします。サプリメントのビタミンＤ$_3$製剤の原料は、ほとんどが羊毛からとれるラノリンという脂質です。羊毛はほぼ無尽蔵に採取できるため、原価が安く、ビタミンＤ$_3$のサプリメントはビタミン単品製剤の中では最も安価です。1カ月あたり1000〜2000円程度の負担で済みますので、ぜひ摂ってもらいたいと思います。

どの程度のビタミンＤ$_3$を摂取すべきかは、個人差も大きく、一概には言えません。肥満の人の場合には、一般の人より多くのビタミンＤ$_3$を摂取する必要があります。これはビタミンＤ$_3$が脂溶性のため、脂肪組織内に溶け込んでしまい、十分な血中濃度を維持できなくなるからです。

また、肝機能障害がある場合にも、肝臓で代謝される割合が減るため、一般の人よりも多くのビタミンＤ$_3$を摂取する必要があります。

普段、日光に当たる時間が短く、魚料理もめったに食べないという人では、サプリメントによるビタミンＤ$_3$の必要量も増えることになります。さらに、季節によっても必要量は変動します。日光を浴びることで体内のビタミンＤ$_3$が合成されますので、日照時間の長い夏よりも、冬には必要量が多めになります。

当院のデータを目安に考えると、血中濃度を30ng／mL以上を維持するためには、1日あたり1000IUのビタミンD摂取では、不十分な場合も多いようです。成人の場合には、**最低でも1000IU、できれば2000〜3000IUのビタミンD_3を摂取することが望ましい**でしょう。サプリメントとしてビタミンDを摂取している場合に、過剰摂取による弊害を経験することは極めて稀《まれ》ですので、積極的に補充してください。

なお、ビタミンDの容量を示す単位には「μg」と「IU」の2種類があり、1μg＝40IUで換算されます（25μg＝1000IU相当）。

ビタミンDは日中紫外線を浴びることによって皮膚で産生されますので、自然に近い形でのビタミンD補給をするタイミングは、午前10時から午後3時にかけてです。この時間にサプリメントを摂りましょう。就寝前にビタミンDを服用すると、睡眠の妨げになる場合もあります。

基本的に毎日補充することが望ましいですが、脂溶性ビタミンですから、飲み忘れたときには2〜3日分をまとめて服用しても全く問題はありません（P.147参照）。

・マグネシウム

健康な人の体内には30g程度のマグネシウムがあると考えられますが、そのほとんどが骨や筋肉に回っており、血液には1％も存在しません。そのため、血中濃度による判断が難しく、健康診断で調べられることは、ほとんどありません。しかし、ストレス過多の現代生活では多くの人でマグネシウムが不足している可能性が高いので、サプリメントで積極的に補充するほうがよいでしょう。

マグネシウムは細胞の活動のためにはなくてはならない重要な栄養素です。その働きは多岐にわたり、300種類以上の酵素反応の補助となり、細胞がエネルギーを作り出すための補酵素でもあります。つまり、**ほかの栄養素があっても、マグネシウムが十分になければ、細胞はエネルギーを作り出すことができません。**

残念なことに、加齢や、ストレスによってマグネシウムは細胞外へ漏出してしまいます。暑さや寒冷というストレスによってもマグネシウムが失われやすい状態になります。

また、マグネシウムは筋肉を弛緩させる働きがありますので、**朝起きるときに足をつ**

ることがある方では、マグネシウム不足が疑われます。高血圧や不整脈の原因として、マグネシウム不足が潜んでいる場合もあります。こうした状態を自覚している人は積極的に補給が必要です。

マグネシウムは葉緑素を多量に含む緑の野菜に多く含まれますので、**ほうれん草**や**小松菜**、**ブロッコリー**など、**緑の野菜**を多く摂りましょう。**青汁**や**抹茶**なども理想的な食材です。**サプリメントによるマグネシウムの摂取量の目安は、1日あたり200～500mg**です。過剰摂取で起きる副作用は便通が緩くなることくらいです。このため便秘薬の代わりに服用することもできます。

・亜鉛

亜鉛は200種以上の代謝酵素に関与して代謝の中心的な役割を果たしています。細胞分裂をするときに必須の栄養素なので、亜鉛の血中濃度が低いということは、全身の細胞にとって大きなマイナスになります。免疫機能の維持はもちろん、骨の形成、糖代謝やインスリンの合成、たんぱく質の合成、皮膚細胞の正常化、味を感じ取る味蕾《みらい》細胞の維持、性ホルモン分泌や脳の下垂体機能にも関わっています。

特に男性の前立腺や目の網膜などに亜鉛が多く存在することがわかっており、不足すればそうした器官にダメージが起きやすくなってきます。さまざまな目の症状や、皮膚がかさついてかゆい、粘膜が弱く風邪を引きやすくなった、味がわからなくなったなどの症状を自覚している人は亜鉛不足が疑われます。

亜鉛の1日の必要摂取量は米国の基準で15㎎ですが、60歳以上の約4割が1日あたり約7㎎しか摂れていないそうです。日本人では成人で1日あたり11㎎が推奨量とされていますが、1日あたりの平均摂取量は8・3㎎、75歳以上の高齢者では7・9㎎（平成30年国民健康・栄養調査）という現状です。

亜鉛が足りないと先に述べたような症状を引き起こすだけでなく、有害金属の解毒にも影響が出てきます。私たちの体では、有害金属の排出を担う「メタロチオネイン」というたんぱく質が作られています。このたんぱく質は、普段は亜鉛と結合して体内に存在していて、カドミウムや水銀などの有害金属が入ってくると亜鉛から分離され、有害金属と結びついて体外へ排出されます。ですから、亜鉛が不足するとメタロチオネインも不足して、有害金属が溜まりやすくなってしまうのです。

もともと日本人は、お米からカドミウム、マグロなどの大型の魚から水銀を摂取する機会が多いと言われています。美味しい和食を食べ続けるためにも、亜鉛不足に無関心ではいられないのです。

亜鉛は**牡蠣をはじめとする貝類やレバー**などに多く含まれていますが、食品だけでは意外と摂りづらいのも事実です。また、加齢とともに亜鉛の吸収力は低下し、特に70歳を超えると大幅に低下する傾向が見られます。血圧の薬などの影響でも亜鉛が吸収されにくくなります。糖尿病や腎臓病、肝臓病などがあると亜鉛が過剰に排泄されやすくなりますし、アルコールの代謝にも亜鉛が必要ですので、**若年層でも飲酒量の多い人は亜鉛不足になりやすい傾向があります。**

最近は、**亜鉛の欠乏症が注目されるようになってきて、内科でも相談すれば調べてもらえる**ようになってきました。必要に応じて亜鉛の製剤を処方してもらえると思います。ぜひ健康診断の項目にも加えてほしいところです。

日本ではカルノシン亜鉛という、抗酸化作用を持つアミノ酸の一種と亜鉛の化合物が医薬品としてよく使われていますが、これはアメリカではサプリメントとして使われています。亜鉛にもいくつかの種類の化合物があり、私のクリニックでは吸収率の高いピコリン酸亜鉛のサプリメントを使用しています。

亜鉛不足を自覚する人は1日15～30mgを目安にサプリメントを活用して摂取することをおすすめします。ただし、継続的な過剰摂取は銅や鉄の吸収を阻害するリスクがありますので、上限を厳守してください。

マルチビタミン・ミネラルのサプリメントに亜鉛が配合されていることも多いので、ほかの栄養素も補いつつ、安全量を摂るためにはこうした選択肢もあります。

栄養状態を底上げするマルチビタミン・ミネラル

そもそも、日常生活で十分な栄養素の補給ができていればサプリメントを服用する必要はないのですが、多忙な現代人の食生活では食事だけで栄養素のバランスを完全に満たすことは至難の業です。偏った食事をしているわけではなく、自分では十分な栄養素を摂っていると思っても、食材自体のビタミン・ミネラルの含有量は50年前に比べて2〜3割程度に減少しているからです。

カット野菜や加工済みの食材も人気ですが、野菜のビタミンやミネラルは、収穫してから時間が経《た》つほど失われ、千切りなどの加工をした段階でかなり栄養価が落ちているのです。そこでサプリメントの力を借りる必要があります。

サプリメントの定番ともいえるマルチビタミン・ミネラルは、建築に例えれば基礎にあたる栄養成分です。**ビタミンとミネラルがほどよいバランスで含まれていますので、これからサプリメントを始めようという方が試すには便利な、基本サプリメントといえます。**

私たちの体が機能するためにはエネルギーが必要です。食べ物から得られた栄養素からブドウ糖を作り出し、酸素と反応させて燃焼することでエネルギーは得られます。このエネルギーは細胞内のミトコンドリアという器官でATPという形で作られていますが、このATPを作り出すときには、ビタミンB群やマグネシウムなどのミネラルの助けが必要です。

ですから、**体がだるい、疲れやすい、冷えるなどの不定愁訴は**、栄養不足によって細胞エネルギーを作る酵素が十分に機能しなくなり、ＡＴＰ産生がうまくいっていないことを示しています。こうしたケースでは**マルチビタミン・ミネラルを補給すると症状がウソのように軽くなることが多い**ものです。

マルチビタミン・ミネラルのもたらす健康効果については数々の報告がありますが、最近の報告では、高齢者の記憶力低下を予防し、認知機能の低下を遅らせるのに役立つことも明らかにされました。[*17] 重要なポイントは多種類の微量栄養素をまとめて摂取することにあります。栄養素は単独ではたらくものではなく、チームで連携してはたらくものと考えるとイメージしやすいでしょう。

ただし、マルチビタミン・ミネラルという同じ名称でも、配合されている栄養素の種類やその割合は製品によってまちまちです。ミネラルが入っていないものや、ビタミンが極端に少ないものもあります。食べ物の吸収・排泄に個人差があるように、効果の出方も人によって違いますので、表示をよく見極めて、自分に合うものを試しながら探すことが必要です。

当然ながら、試してみて効果を実感できるものが合うサプリメントです。効果がないと思われるものを続ける必要はありません。

プロテインのサプリメントは摂りすぎに注意

最近はたんぱく質ブームでプロテインのサプリメントを愛用している人も多く見受けられますが、私はプロテインをあまりすすめていません。その理由は、加工食品の代表格として**リンの化合物など添加物が加えられていることと、たんぱく質も過剰に摂取すればデメリットが大きくなる**からです。

プロテインを過剰に摂取すれば当然、消化のために負担がかかり、消化しきれなかったたんぱく質が大腸へと運ばれ、腸内環境の悪化をもたらします。また過剰なたんぱく摂取は、アンモニア産生量を増やすため、肝臓や腎臓への負担を増加させることになります。やみくもにたんぱく質を大量に摂れば良いわけではなく、バランスや適切な量が大切なのです。特に消化しづらい食品とも言える**大豆を原料とするソイプロテインは、**

臓器の負担を増やすリスクが高いですから摂りすぎには注意してください。

高齢者などで血液中のたんぱく質が少なく、サプリメントからの摂取が必要な人もいますが、その場合も、**プロテインよりアミノ酸そのもののサプリメントのほうが効率的**です。プロテインは一度、アミノ酸に分解してから体に吸収されるからです。高齢者では、消化酵素の分泌量も減少していることも多いのでアミノ酸の摂取をおすすめします。

サプリメントの選び方・摂り方

マルチビタミン・ミネラルは全体の栄養状態を底上げする基本のようなイメージで習慣にするとよいでしょう。これに加えてビタミンD_3、オメガ3脂肪酸、さらに必要に応じて抗酸化成分やホルモンサポート、デトックスのサプリメントを加えるのが理想的だと考えています。できれば**個人によって違う各栄養素の過不足を、血液検査やミネラル成分検査などによって確認するのがベスト**です。**薬を常用している場合は、飲み合わせが影響する場合もありますので、サプリメントを利用する前に必ず主治医に相談しま**

しょう。

また、サプリメントを効果的に使うには、タイミングも考えましょう。栄養素の中には水に溶ける水溶性のものと、脂に溶ける脂溶性のものがあります。水溶性のビタミンB、ビタミンCなどは3～4時間で体外に排出されますから、1日2～3回に分けてこまめに補給することが大切です。一方、ビタミンD、ベータカロテン、ビタミンEなど脂溶性のビタミンは、体に溜まりますから、1回飲み忘れても次回にまとめて飲むなど、ある程度飲み溜めすることができます。また脂と一緒に摂ると吸収率がよくなりますので、基本的には食事の際に一緒に摂ることをおすすめします。

食べる時間・食べる順番のコツ

空腹時だけ食べる

「空腹に勝る調味料はない」と言われますが、これはおいしく食べられるというだけでなく、健康面からも理にかなっています。空腹を感じることはとてもメリットがあることですが、現代人の多くは空腹を感じる前に間食や食事をしてしまう傾向にあり、それによって大事な生命維持機能が阻害されています。

空腹でいると、栄養が届かなくなった細胞が「オートファジー（自食）」と呼ばれる大掃除を始めます。これによって古くなった酵素や不要になったたんぱく質などを分解し、細胞の機能が保たれるのですが、掃除をする前にまた食べてしまうと、不要なものが細胞内に溜まっていくことになります。

また、**空腹を感じないとホルモン分泌も妨げられてしまいます。**空腹時は胃からグレリン、満腹時は脂肪細胞からレプチンが分泌されています。この二つのホルモンはシーソーのように拮抗《きっこう》して、上がったり下がったりしながら食欲をコントロールしているのですが、さほどお腹が空《す》いていない状態ではグレリンの分泌はわずかです。そこで何かを食べてしまうと、レプチンもうまく分泌されません。レプチンがしっかり分泌されれば食べ過ぎることもないのですが、食べているわりには満腹感を得られず、結果として食べ過ぎてしまい、悪循環になってしまうのです。

「3食規則正しく食べる」のが健康の基本だという刷り込みがあるのか、時間がきたからお腹が空いていなくても必ず食べなくてはいけないと思い込んでいる人もいるようです。それでも食べ始めると、基本的には食べることは本能ですから、不思議と食べられてしまうものです。

しかし、それは不要なエネルギーとなって体の脂肪として溜まるだけですから、健康上はあまりよくありません。**年齢を重ねるごとに消化機能も少しずつ低下していきますので、あまりお腹が空いていなければ1食を抜く、または軽く済ませる**という幅を持っていただきたいと思います。

場合によっては、意識的に「食べることを休む」時間を作り、消化器の状態をリセットすることも有効でしょう。短期間の絶食が慢性炎症の改善に働くことを示した研究や、食べているものの質には関係なく、ファスティングタイム（食事と食事の間隔）が長いほうが健康長寿に効果的であるとする報告もあります。[*18]

「何を食べているか」に注目しがちですが、空腹を感じる時間が少なくなっている現代生活では、**食べていない時間を意識的にとるほうが、胃腸や肝臓の修復時間が長くなり、調子が整いやすい**と言えるでしょう。

食事の代わりに野菜のスムージーを飲む、消化の良いスープを少量とるなど、あまりストレスなくできる**「ゆるい断食」**も体調を整えるのに有効な場合があります。平日はコントロールしにくいという人も、休日などにこうしたファスティングを意識的に取り入れることで、胃腸など消化器をリセットするとよいでしょう。排泄機能も高まり、老廃物を排出することで体が軽くなるという利点もあります。

食物繊維から食べる

栄養素のバランスも大切ですが、健康には食べる時間、食べる順番などさまざまな要因が複合して関わります。一汁三菜のうち、何をどの順番で口にするのが良いのでしょうか。

糖質のかたまりであるご飯を最初に口にすると、それが少量でも血糖値は急上昇します。そして、血液中のインスリン（血糖値を下げるホルモン）濃度が上昇する結果、3時間後にはむしろ血糖値が下がりやすくなることが知られています。

同じ糖質を食べるとしても、**最初に野菜など食物繊維を多く含むものを食べ、次に味噌汁や魚・肉などの主菜を食べ、最後にご飯を食べるという順番**にすると、血糖値の乱高下を防ぐことができます。食物繊維は余分な糖や脂肪を吸着する働きがあるため、必要以上の糖が血液中に流れ込むのを防いでくれるためです。

ちなみに、**寝る前に糖質を多く摂ると、睡眠の質を下げ、成長ホルモンの分泌を妨げてしまいますし、翌朝の空腹時血糖値も跳ね上がりますので、要注意**です。

食卓にはできるだけ野菜やキノコ、海藻類などの食物繊維が豊富な食材を取り入れ、それらを最初に食べ始めるようにしましょう。ただし、野菜の中でも、かぼちゃやニンジンなどの根菜類、芋類などは糖質が多いので一口目には向きません。**芋類はご飯と同じ炭水化物に分類されます。**

糖質をほとんど含まず、食物繊維が豊富な、ほうれん草やキャベツなどの葉物野菜、海藻などが一口目におすすめです。懐石料理でも先付（前菜）で野菜の和え物やなますなどさっぱりした料理から始まり、ご飯は最後に供されますが、大変理にかなっていると言えます。

食べる時間を意識する

深夜に食べると太りやすいということは、経験則として多くの人がご存じでしょう。人間の体には「日内変動」と呼ばれるリズムが備わっていて、胃腸などの働きも時間によって変化することがわかっています。大きく、次のように分けて考えるとわかりやすいでしょう。

・午前4時～正午　＝　「排泄」の時間
・正午～午後8時　＝　「消化」の時間
・午後8時～午前4時　＝　「吸収」の時間

この1日のリズムに合わせて、**「朝は軽く、昼しっかり、夜は軽く」食べる**のが理想です。午前中は排泄が主で、体は食べものを消化する準備がまだ整っていません。ここでたくさん食べてしまうと排泄に向けられるエネルギーが消化に回ってしまい、胃腸の負担が大きくなります。朝、起きたらまず排泄を終え、それから軽い朝食を摂るのがよいでしょう。**朝食は炭水化物をメインにたんぱく質を少量**摂ります。

午後は消化能力が最も高くなる、いわば「やせる時間帯」ですから、しっかりエネルギーを補給する必要があります。**昼食は逆にたんぱく質をメインに脂質・炭水化物・食物繊維が加わるように**します。

そして、夜（午後8時以降）の時間は栄養やカロリーを吸収する「太る時間帯」です。**夕食は軽く、たんぱく質と食物繊維を中心に、脂質・炭水化物は控えめにします。寝る2〜3時間前までに済ませる**と、体調がとてもよくなります。夜に食物繊維を摂っておくと、腸内環境が整い翌朝のお通じが良くなります。一方、脂質は消化に時間がかかり、摂り過ぎれば睡眠の質を悪くします。

忙しい現代人は、1日3食のうち、昼食を抜いたり軽くすませたりして、夕食の配分が多くなる人が多いと思いますが、夕食でたくさん食べてしまうと太りやすく、翌日まで胃もたれが続いたりすることもあります。特に減量を意識する人は、食事の時間と内容をチェックしてみましょう。

排出機能を高める

空腹の時間を作ることにもつながりますが、「食べること」よりも、体内の老廃物・有害物を取り除く、つまり**「体内を掃除する」重要な手段である、排便・排尿、発汗、呼吸（特に息を吐くこと）などの「排出」を大切に**しましょう。呼吸は呼気（吐く息）と吸気（吸う息）を合わせた言葉ですが、吐くほうが先にきているのは納得です。息を長く吐いてからできたスペースに吸う息が入ってくる、この順番が大切ですので、**まず「出すこと」を意識**しましょう。

私が昔、救急救命センターで働いていたときに、3週間も便秘でまともに排泄できていないという人が運ばれてきました。レントゲンを撮ってみると、糞塊《ふんかい》という大きな便の塊が詰まっているのがハッキリと映っていました。排泄機能をスムーズに働かせないと、体調が悪くなり、最後には救急で運ばれるような事態に陥りかねませんので、栄養素を取り入れるばかりでなく、しっかりとエネルギーとして巡らせ、排出するまで、スムーズな循環ができる体を作りましょう。

体内に溜まった老廃物や有害金属は、大半が便とともに排出されます。発酵食品や食物繊維をふんだんに摂ることによって、腸内細菌の働きや排泄機能を高め、便秘を予防することができます。また、**老廃物は汗からも排出されていますので、適度な運動で汗をかく習慣を持つことも大切**です。入浴やサウナでも良いのですが、サウナは心臓や血管に負担をかける場合があるので、高温のサウナよりも低温でじっくり温める岩盤浴などのほうがおすすめです。

酒・間食を欲するときは

酒と上手に付き合う

「酒は百薬の長」と言われますが、はたして本当でしょうか。過去の研究では「適量の飲酒は心筋梗塞など心疾患を減らす」ということが指摘されていますし、適量の飲酒は認知機能のサポートにもつながるのではないかという研究もあります。

これらは酒飲みの人にとってはうれしい情報ですが、飲み始めてしまうと適量なのか大量なのかわからなくなるというのが悩みのタネでもあるでしょう。

一方、アルコールにはリスクもあります。短時間に大量の飲酒をすることで血液中のアルコール濃度が急上昇して脳に影響を与える「急性アルコール中毒」や、慢性的な「アルコール依存症」はよく知られています。

これだけではなく、アメリカでは「アルコールによる発がん」も注目されています。アルコールが体内で代謝されて生まれるアセトアルデヒドという有害物質が遺伝子に直接作用し、発がんを促進すると考えられています。また、アセトアルデヒドが活性酸素を増やして炎症反応を起こしやすくすること、細胞中のビタミンB_6や葉酸など有益な成分を減少させることなども、発がんにつながるリスクファクターです。

このようなアルコールによる健康リスクを減らすためには飲酒量を減らすことが最善策ですが、アセトアルデヒドを分解する能力には個人差があり、少量の飲酒でも大きく影響を受けてしまう人もいますので、一概に総量だけで語ることはできません。分解能力は遺伝子によって次の3つのタイプに分けられます。

・GG型（酒豪タイプ）＝効率よく分解できる
・AG型（中間タイプ）＝分解速度が遅い
・AA型（下戸タイプ）＝分解能力がない

下戸の人（AA型）はアルコールが飲めないのでリスクそのものがありません。**大量に飲める人（GG型）は、発がんリスクよりもアルコール依存症になるリスクに注意が**必要です。**発がんリスクに注意しなければならないのは、**中間タイプです。**少量のアルコールで顔が赤くなるが、お酒を飲む習慣である程度飲めるようになる人（AG型）**です。AG型の人は、食道がんや咽頭がんの発生率が最も高いというデータもあります。[*19] 飲めるけれどアセトアルデヒドの分解は遅いので、長時間体内に影響が残るためだと言われています。

こうして見てみると、**健康によい飲酒とは、「自分自身の遺伝子のタイプを知って弊害を防ぎながら、適量を楽しむ」ということに尽きる**でしょう。飲酒によって、メンタルストレスを緩和できるなどのメリットも確かにあるのですが、飲み過ぎればデメリットのほうが大きくなります。これはあくまでも個人的な印象ですが、やはり「大酒飲みは長生きしない」ようです。「酒は飲んでも飲まれるな」という先人の言葉にまさるものはなし、ということかもしれません。

ちなみに、アメリカにおける適量の指標は、1週間あたり女性8ドリンク未満、男性15ドリンク未満（1ドリンク＝アルコール14g＝7％のビール約200mL・ワイン約100mLに相当）と定義されています。日本の厚労省は「**節度ある適度な飲酒は1日平均純アルコールで20g程度**」とし、ただし、女性や高齢者はこれよりも少なくすることが推奨されています。アルコール20g程度を酒各種に換算すると、**ビールなら中瓶1本、日本酒なら1合、チューハイ（7％）なら350mL缶1本、ウイスキーならダブル1杯**です。個人差も大きいため、まずは自分の体質を知りましょう。

特に少量で顔が赤くなるが、ある程度お酒は飲めるというAG型の人は、飲酒はできるだけ控え、飲む場合も日本酒で1日1合程度にとどめることをおすすめします。二日酔いするほどの飲酒は、確実に体を蝕《むしば》んでいると思ってください。

つまみ・間食にはナッツ・スルメ

飲酒はアルコールだけでなく、揚げ物やスナック菓子などのつまみを知らず知らずのうちに食べてしまい、糖質・脂質が過剰になる傾向があります。**つまみはできるだけ野菜や豆腐など食物繊維や微量栄養素が摂れるものを中心に**しましょう。

特にポテトチップスやせんべいなどは甘くないために糖質が多いというイメージが弱いのですが、食べ始めると止まらなくなり「気づいたら1袋あけてしまっていた」ということも多いものです。糖質は満腹中枢を刺激しづらいためです。

よく嚙む必要があるスルメが酒のつまみにおすすめです。口さみしさを紛らわせることもでき、少量で長時間持ちます。スルメの表面の白い物質は「タウリン」というアミノ酸で、疲労回復作用も期待できます。

また、**つまみでも間食でも、スナック菓子を食べるならナッツに置き換えましょう。**

ナッツの健康効果については研究が多くあります。一例を挙げると、アメリカで19歳以上の約1万4000人を対象に調べた研究では、1日あたり7gのナッツを食べる習慣がある人は、そうでない人よりも肥満度、血圧、HOMA－R指数（糖尿病になりやすいインスリン抵抗性を示す数値）などが軒並み低く、善玉コレステロールは高いという、結果が見られたそうです。[*20] ナッツにはオリーブオイルにも豊富なオレイン酸や食物繊維、カルシウム、カリウム、マグネシウム、葉酸などの重要な栄養素も含まれているからだと思われます。

なお、市販のミックスナッツには塩分が多く使われていたり、酸化した油が含まれているものもあります。できれば無塩で高品質のものを選ぶようにしてください。ちなみに**ピーナッツは豆類で、種実類に分類されるナッツの仲間ではありません。**

甘いものは緑茶・コーヒーと一緒に

誰しも疲れたり、落ち込んだりしたときに甘いものを食べることでほっとしたという経験があるのではないでしょうか。甘いものは糖質のかたまりなので決して大いにすすめられるものではないのですが、「スイートメモリー」という言葉があるように、心の栄養のような側面も少なからずあると思います。**絶対に食べてはいけないわけではなく、量と頻度をコントロールできることが重要**です。

甘いものを食べるなら、緑茶やコーヒーと一緒に摂ることをおすすめします。緑茶に豊富な苦み成分は「カテキン」と呼ばれるポリフェノールで、糖質の吸収を抑えて血糖値の上昇を緩やかにしてくれることがわかっています。

また、まだ研究段階ですが、コーヒーにも同じような効果があるのではないかと期待されています。コーヒーはカフェインが多いということが知られていますが、近年の研究で、それ以上にポリフェノールが多いということがわかってきました。クロロゲン酸というコーヒーのポリフェノールは、抗炎症作用、抗酸化作用があり、腸内細菌叢を変化させ糖尿病を予防する、心臓血管疾患を予防するなど、さまざまな健康効果が期待されています。

コーヒーと同様に、チョコレートにも抗炎症作用があることが確かめられています。これはチョコレートの原料となるカカオに含まれる「テオブロミン」という成分の働きで善玉コレステロールが増え、血管内の修復が進むからではないかと考えられています。チョコレートにはカカオポリフェノールも含まれていますので、同じ甘いものを摂るなら、高カカオチョコレートを優先的に選ぶと健康習慣につながるでしょう。

ただし、製品選びが重要です。**カカオ含有量70％以上の高カカオチョコレートを選ぶ**こと。また、砂糖や脂肪も多く使われているので、食べ過ぎは禁物です。中にはトランス脂肪酸が含まれているものもあります。甘いものは、品質の良いものを選んで、ほどほどに楽しむようにしましょう。

＊6　秋月辰一郎『体質と食物　健康への道』クリエー出版　１９８０

＊7　microbiome-diversity-lowers-inflammation　Stanford Medicine News 2021-07-12

＊8　Substituting brown rice for white rice on diabetes risk factors in India: a randomised controlled trial. Br J Nutr. 2019 Jun;121(12):1389-1397. doi: 10.1017/S000711451900076X.

＊9 Relationships between gut microbiota, red meat consumption and colorectal cancer. J Carcinog Mutagen. 2022;13(3):1000385. Epub 2022 May 12. PMID: 37206892; PMCID: PMC10194058.

＊10 Fish oil supplementation and insulin sensitivity: a systematic review and meta-analysis.Lipids Health Dis 16,131(2017)

＊11 Japan Public Health Center-based Prospective Study Group. Association of soy and fermented soy product intake with total and cause specific mortality: prospective cohort study. BMJ. 2020 Jan 29;368:m34. doi: 10.1136/bmj.m34.

＊12 Artificial sweeteners and risk of cardiovascular diseases: results from the prospective NutriNet-Santé cohort. BMJ. 2022 Sep 7;378:e071204. doi: 10.1136/bmj-2022-071204.

＊13 https://www.who.int/news/item/15-05-2023-who-advises-not-to-use-non-sugar-sweeteners-for-weight-control-in-newly-released-guideline

＊14 Dietary Meat, Trimethylamine N-Oxide-Related Metabolites, and Incident Cardiovascular Disease Among Older Adults: The Cardiovascular Health Study. Arterioscler Thromb Vasc Biol. 2022 Sep;42(9):e273-e288. doi: 10.1161/ATVBAHA.121.316533.

*15 Nitrated meat products are associated with mania in humans and altered behavior and brain gene expression in rats. Mol Psychiatry. 2020 Mar;25(3):560-571. doi: 10.1038/s41380-018-0105-6.

*16 Association between added sugar intake and micronutrient dilution: a cross-sectional study in two adult Swedish populations. Nutr Metab (Lond). 2020 Feb 11;17:15. doi: 10.1186/s12986-020-0428-6

*17 Multivitamin Supplementation Improves Memory in Older Adults: A Randomized Clinical Trial. Am J Clin Nutr. 2023 Jul;118(1):273-282. doi: 10.1016/j.ajcnut.2023.05.011.

*18 Dietary Intake Regulates the Circulating Inflammatory Monocyte Pool. Cell. 2019 Aug 22;178(5):1102-1114.e17. doi: 10.1016/j.cell.2019.07.050.

*19 Functional variants in ADH1B and ALDH2 coupled with alcohol and smoking synergistically enhance esophageal cancer risk. Gastroenterology 137,1768-1775 (2009).

*20 Coconut phytocompounds inhibits polyol pathway enzymes: Implication in prevention of microvascular diabetic complications. Prostaglandins Leukot Essent Fatty Acids. 2017 Dec;127:20-24. doi: 10.1016/j.plefa.2017.10.004.

3章

最新医学が教える
健康診断の読み方と数値別・男女別の食養生

1、2章で健康長寿食としての和食のすぐれた点、また、どのように和食を食べたらいいかを解説してきましたが、この章では中高年になってよく出てくる健康問題について「食養生」の観点から解説していきます。

健康診断で「要注意」「要経過観察」と気になるスコアが出てくると医療機関を受診して、すぐに薬を服用して対策をとるケースも多いと思います。気になることが出てきたときに、早めに受診するのは大切なことですが、薬だけに頼るのではなく、食生活を見直すことで改善される数値が多いことも事実です。「生活習慣病」という言葉のとおり、食生活を中心とした長年の生活習慣の偏りが、病気を招いていることも多いものです。

この章はご自身の人間ドックや健康診断の結果を手元に置きながら読んでください。そうすることで、ご自身の食生活を見直すきっかけとしていただきたいのです。

生活習慣病・メタボリックシンドロームの食養生

血圧が高い人

中高年になると、多くの人が高血圧気味になり、健康診断の判定によっては血圧を下げる薬を処方される人も少なくありません。確かに、高血圧はさまざまな病気を引き起こす要因になります。日本では、高血圧からつながる脳出血が死因の多くを占め、対策が重要であった時代もありました。もちろん、上の血圧（収縮期血圧）が１８０㎜Hgを超えるような高血圧であれば、要注意です。

ただし、降圧薬などで必要以上に血圧を下げ過ぎれば、脳の血流が低下してしまい、違う問題も生じてきます。近年は脳の血管が破れる脳出血が減少する一方で、脳の血管が詰まる脳梗塞が増えていますが、これには降圧薬によって血圧を抑えていることも少なからず影響しているのではないかと考えています。

また、特に高齢者の場合に顕著なのですが、血圧が低くて脳の血流を保てないと、ふらつきが起こったり、ちょっとした拍子に倒れて転倒から骨折といった事故につながりかねません。**「夕食後、アルコールを飲んで、降圧薬も服用した後に入浴」という条件が揃《そろ》うと、血管が過度に拡張し、血圧が急激に下がって意識を失ってしまい、入浴事故につながるケースが少なくありません。**特に気をつけていただきたいと思います。

では、そもそも血圧はどれくらいの値を目安にすればいいのでしょうか。これには基準がいくつかあります。

アメリカの心臓病学会の基準（2017年）は「収縮期血圧130㎜Hg、拡張期血圧80㎜Hg」です。日本高血圧学会の診断基準（2019年）では、診察室での「収縮期血圧140㎜Hgまたは拡張期血圧90㎜Hg」以上の場合を高血圧とし、自宅で測る家庭血圧は少し低く「収縮期血圧135㎜Hg、拡張期血圧85㎜Hg」としています。

私は、**大まかに言って、上の血圧が「年齢＋90」以下であれば問題ない**と考えています。高齢になればある程度、全身の動脈硬化が進みますから、脳の血流を保つためには「少し高め」の血圧が必要なのです。特に糖尿病の人は動脈硬化が進んでいるため、上の血圧を140㎜Hg以下に下げるべきではないと言われています。

健康診断の判定基準に単純に当てはめるのではなく、健康で長生きするためには「全身の健康状態」を俯瞰《ふかん》して考える必要があることを忘れないでください。

一般的に、高血圧の予防のためには、食事での塩分（ナトリウム）摂取量の制限がすすめられています。「日本人の食事摂取基準（2020年版）」の目標量では、成人男性で7・5g未満、成人女性で6・5g未満とされています。また、日本高血圧学会は減塩目標を1日6g未満にすることを強く推奨しています。

しかし、「国民健康・栄養調査」（令和元年）によると、日本人の1日の平均塩分摂取量は約10gと非常に多くなっているのが現状です。**和食は**醤油や味噌など塩分の多い調味料が日常的に使われているため、どうしても**塩分摂取量が多くなりがちなのが、唯一の難点**と言えそうです。

こうした和食の調味料にはメリットも多いのですが、塩分を控えるには酢やレモンなどの柑橘《かんきつ》類で調味したり、出汁をたっぷり使って旨みを増やすことで調味料を加減したりする工夫も必要です。

ただし、塩分制限で血圧が下がる人は続ければ良いのですが、塩分の主成分であるナトリウムには、反応する人と反応しない人がいることがわかっていて、塩分制限をしても血圧が下がらない人もいます。

特に高齢者の場合、加齢に伴い「アルドステロン」というホルモンの分泌量が減少すると、体内の塩分を維持する力も低下するため、塩分制限も過剰にしすぎないように注意が必要です。ナトリウムが不足して低ナトリウム血症（血中のナトリウム濃度が低くなる）になり、逆に体調が悪くなることもあるので、全員が塩分制限をすればよいというわけではありません。塩分を制限されている方は、年に1回は血液中の塩分濃度の指標である、ナトリウムと塩素の濃度を確認することをおすすめします。

塩分の摂り方もバランスを考えながら、工夫していくことが大切です。動物性脂肪と塩分を一緒に摂ると血圧を上げ、動脈硬化を進めます。一方、魚の脂と大豆のたんぱく質は血管を守る力があることが疫学研究からも明らかになっています。

こうしたことからも、魚・大豆を中心に肉は控えめにといったバランスを考えて摂ることの大切さがわかります。同時にカリウムが豊富な野菜をたくさん摂れば、ナトリウムとバランスがとれて体の機能が正常に働きやすくなります。

また、味覚が鈍化していると塩分の摂取量も多くなりがちですから、味覚を正常化し、繊細な違いを味わう感覚を保つよう心がけましょう。味覚を正常化するのに必要な栄養素は亜鉛です。亜鉛は牡蠣やシジミなどの貝類、カニ、うなぎ、チーズ、卵などから補給できます。

コレステロール・中性脂肪値に問題がある人

コレステロール値も、血圧同様、中高年になると上がってくる人が多いものです。

「病気にならないようにコレステロール値を下げなければ」と信じている人も多いですし、健康診断で数値に問題があると指摘されてコレステロール値を下げる薬を処方されている人もいるでしょう。

しかし、そもそもコレステロールは、細胞膜を作る原料となる大切な栄養素です。ホルモンやビタミンDもコレステロールからできていますし、脳神経細胞を作るのにもコレステロールが欠かせません。コレステロールをむやみに減らしてしまうことは、健康長寿のためにはとても危険なことなのです。

コレステロールにはHDLコレステロールとLDLコレステロールの2種類があります。一般に**HDLは善玉コレステロール、LDLは悪玉コレステロール**と呼ばれていますが、これはLDLが高いと心臓疾患が起きやすいという理論が背景にあったためです。しかし、近年研究が進み、心臓疾患の真の原因は組織の炎症にあるという説が有力になっています。

もともと、**LDLは肝臓から末梢《まっしょう》の組織へ、HDLは末梢の組織から肝臓へコレステロールを運ぶ運搬トラックのような役割がある**のですが、悪玉と名付けられてしまった

ＬＤＬも本来は悪者ではなく、どちらも組織の炎症から体を守るために大切な役割を担って働いてくれているのです。

このため、**全身の細胞が傷んでコレステロールを必要とするときにＬＤＬが増え、必要でなくなったときにはＨＤＬが増えると考えるほうが、理論的に無理がありません。**

ＬＤＬコレステロール値が高いということは、生活習慣が乱れて細胞が傷ついており、その修復のためにコレステロールを必要としていると考えるべきであり、むやみに医薬品を使ってＬＤＬを下げてしまうことは、かえって修復を遅らせてしまうリスクがあります。

コレステロールの摂取基準に関しては、国内外でもさまざまな議論があります。日本では日本動脈硬化学会の基準に基づいてＬＤＬコレステロール１４０㎎／dLとする病院が多いですが、病院によっては１２０㎎／dLとするところもあります。一方で、アメリカ心臓病学会、および心臓協会の２０１３年の基準では１９０㎎／dLと差がありますし、日本脂質栄養学会はコレステロールを下げる医療自体をすすめていません。

この問題についてはもっと議論が必要ですが、**少なくとも下げれば下げるほどよいわ**

けではありません。特に女性はやや高めでも問題はありません。コレステロールを下げる薬の使用についてはもっと慎重になるべきでしょう。

私のクリニックでも、薬で総コレステロールを130mg／dLまで下げていて、うつ症状のような不調に苦しんでいた人が、その薬をやめて元気になられたケースがありました。生活習慣を改善して全身状態が良くなると、LDLが減少して、HDLが増加する現象は多くの人で見られます。薬でコレステロール値を下げる前に、できるだけ生活習慣で炎症を抑えることを目指しましょう。

食事では、卵やエビ、イクラを食べるとコレステロール値が上がると言われ、根強く信じられていますが、実は、これらの食品がコレステロールを上げるという証拠はどこにもありません。

強いて言えば、動物性脂肪、特に牛乳やヨーグルトなどの乳製品を多く食べているとLDLコレステロールを上げる傾向があるようですが、そもそも、血中のコレステロールの約8割は肝臓で作られていて、食品由来のものは全体の2割にすぎませんので、それほど神経質になる必要はありません。

ただし、体質的にどうしても上がりやすい人もいますし、健康診断などで指摘されて気になる人もいるでしょう。その場合も薬の服用は慎重に、主治医の先生と相談しながらなるべく食事や生活でコントロールすることが大切であることを強調しておきます。

なお、中性脂肪は、体脂肪の大部分を占める血液中の脂質成分です。中性脂肪が増えすぎると肥満やメタボリックシンドロームなど健康上のリスクにつながります。アルコールの飲みすぎ、甘いものや糖質の摂りすぎ、または運動不足などが中性脂肪値を高くする要因ですので、こちらも気になる人は、まず生活習慣を見直しましょう。

肝機能に問題がある人

健康診断でGOT、GPT、γ-GTPの数値は肝機能をチェックする項目だということはみなさんご存じでしょう。GOT、GPTは肝細胞で、γ-GTPは胆管で作られる酵素です。これらを同時に測定し、そのバランスによって体の状態を見るものです。

例えばGPTは肝細胞への分布が圧倒的に多い酵素ですが、GPT値が高くなるということは、肝細胞が壊れ、血液中に流れ出たということを意味します。逆にGPTが低い場合は、肝細胞の代謝スピードが落ちているということになります。

また、通常はGOTよりGPTの数値のほうが低くなるはずですが、**GOTよりGPTのほうが高くなってきていて、しかもγ-GTPがやや高めということになると脂肪肝が疑われます。**さらに中性脂肪値も高めであれば、ほぼ間違いなく脂肪肝と思ってよいでしょう。肝機能の検査といえば、アルコール性肝炎のチェックだと思っている人が多いのですが、それよりも気にして欲しいのは、この脂肪肝のほうです。

脂肪肝とは、肝細胞30％以上に脂肪が蓄積した状態です。これは単に脂肪が増えているという物理的な問題ではなく、肝臓の代謝自体が障害を受けてしまっている病的な状態です。当然、そこには酸化ストレスも増え、ひどくなると、肝炎から肝硬変、肝がんへと進行することも確認されています。

さらに、最近では「非アルコール性脂肪肝（NAFL）」「非アルコール性脂肪肝炎（NASH）」といって、**お酒を飲まない人にも脂肪肝が増えています。**これも同じように肝臓病が進行するリスクになります。

脂肪肝の問題は、メタボリックシンドロームとそれに関係するあらゆる生活習慣病とも密接に関わっています。カロリーオーバーで内臓脂肪がたまるということは、肝臓にも脂肪がたまるからです。健康長寿を目指す人はできるだけ内臓脂肪を増やさないようにして、脂肪肝にならないように気をつけていただきたいのです。

そのためには**運動も大切ですが、食事では、基本的には糖質をコントロールする**ことです。アルコールや果物の果糖も含めて糖質を摂り過ぎていないか見直してみましょう。自分ではそれほど食べていないつもりでも、意外と「隠れ糖質」を多く摂っていることも多いものです。

ちなみに、日本のメタボリックシンドロームの診断基準では腹囲（男性85㎝以上、女性90㎝以上）が必須とされていますが、腹囲は必ずしも内臓脂肪の多少を反映するものではありません。あくまでも疑わしい人をふるい分けるための目安です。反対に、やせ型の女性であっても脂肪肝の問題はおきていますから、気になる人は一度、肝臓を専門とする医師に調べてもらうとよいでしょう。

血糖値が高い人

健康診断では朝食を食べずに採血をしますが、それは「空腹時血糖値」を調べるためです。血糖値は文字通り、血液の中に糖がどれだけあるかを調べるものです。同時に「ヘモグロビンA1c」も調べられますが、これは糖化たんぱく質（糖とたんぱく質が結びついて変性したもの）が何％あるかという、過去2～3カ月間の指標です。

糖化たんぱくが増えて血管障害、神経障害（腎臓の機能障害、眼の視力障害など）が起こることが糖尿病の怖いところですから、その合併症のリスクが高いかどうかを判定しているのがヘモグロビンA1cということになります。基準は健康診断を実施している施設によって違いますが、5～6％を超えてくるとリスクが高くなります。

空腹時血糖値とヘモグロビンA1cは、いずれも「今、糖尿病かどうか」を見ています。多くの人は「今は糖尿病じゃないから大丈夫」で終わってしまいますが、大事なのは、「このままの生活をしていると糖尿病に向かいます」というリスクを知って、糖尿病あるいは糖尿病予備群になる前に、健康的な習慣を取り戻すことです。

その**「将来、糖尿病になる確率」を知るのが「HOMA－R指数」という指標**です。これはインスリン（血糖値を下げるホルモン）の感受性（働き具合）を示す数値で、1・6未満が基準です。インスリンの働きを表現するのに、インスリン感受性とインスリン抵抗性という2種類があり混同されやすいのですが、インスリン感受性は高いほうが、インスリン抵抗性は低いほうがより健康的な状態ということになります。

HOMA－R指数が1・6を超えて、年々数値が悪くなると糖尿病予備群になってきますので、できるだけ早いうちに軌道修正をしてHOMA－R指数を下げておき、将来も糖尿病に向かっていないという状態を維持することが大切になります。

ちなみに、HOMA－R指数は「空腹時血糖値×空腹時インスリン濃度÷405」という方程式で導き出されます。一般的な健康診断ではインスリン濃度まで測ることは少ないようですが、せっかく空腹時で採血するのであれば空腹時のインスリン濃度も測ってもらいたいものです。

インスリンは血糖値を下げるホルモンですが、「老化を進める最悪のホルモン」ともいわれています。ですから老化を進めないためにも空腹時のインスリン濃度は低いほうがよく、できれば5未満をめざしたいものです。現代の食生活では糖質が過剰になりがちで、そのぶんインスリンも分泌されますので、通常の食生活をしている人では5〜10くらいのことが多いようです。健康意識が高い人が、かなり厳密に管理しなければ5未満にはならないでしょう。

もう一つ、健康診断や人間ドックの数値には現れず「糖尿病ではない」と判定される人でも、潜在的に糖尿病予備群である「隠れ糖尿病」の人もいます。それは食事の後に血糖値が跳ね上がりやすい**「食後高血糖」の人**と言い換えられます。

最近は、「1,5AG（1,5－アンヒドログルシトール）」という、短期間の血糖上昇を速やかに反映する指標で、食後高血糖を起こしているかどうかを知る検査も出てきています。1,5AGが14以上で正常ですが、食後高血糖があると数値が下がってきます。このような人は空腹時に甘いお菓子を食べるのを控える、いきなりご飯から食べずに食物繊維の豊富な野菜から食べるなど、急激に血糖値を上げないような食べ方に気をつけましょう。

これらの検査はいずれも血液検査で調べられます。健康診断の項目には入っていなくても、糖尿病の専門医であれば調べられますので、気になる人は一度相談されることをおすすめします。

糖尿病あるいは糖尿病予備群にならないためには、**絶対的な糖質の摂取量をコントロール**しましょう。体格や活動量などによって違ってきますが、**大まかな目安として、デスクワークの人に必要な1日の糖質摂取量は200g、やせたいなら150g**と考えればよいでしょう。

握りこぶし1個ぶん、茶碗1杯（150g）のご飯がだいたい糖質50gになります。食パン2枚（100g）、うどん（1食200g）、そば（1食180g）はだいたい糖質40〜45g。カレーライス1人前を食べれば、ご飯で50g、ルウにも小麦粉や根菜などが入っていますから、1皿で糖質摂取量は100gになります。

昼にカレーライス1人前を食べ、朝と夜にも茶碗に1杯のご飯を食べるだけで、あっという間に糖質200gです。それ以外におかずからも1日50gは摂取しますので、さらに間食に甘いものなどを食べれば簡単に300gは糖質が摂れてしまいます。血糖値が高い人は、とにかく糖質に敏感になりコントロールしていくことが大切になります。

以前、あるテレビ番組の低糖質ダイエット企画を監修したことがあるのですが、管理栄養士のチェックのもと、1日糖質摂取量150gの生活を1カ月間続けて、13人中12人に平均3kgの体重減少が見られました。ダイエット前後の血液データも調べたところ、1カ月後の血液は、脂肪が分解されてできる「ケトン体」の濃度が7倍ほど上昇していました。

低糖質の食事を続けることによって、体質そのものが、脂肪が燃焼しやすい体質に変化したことを示しています。

尿酸値が高い人

尿酸値が高い「高尿酸血症」の状態が続くと、やがて余分な尿酸が針のように結晶化して血管や関節などを傷つけ、局所の炎症を引き起こします。足の親指などに激痛を起こす**「痛風」という病名が知られています。それだけでなく、長期的には腎機能障害の**

原因にもなります。

しかし、尿酸自体は、体が自分自身を酸化から守るために、わざわざ作っている抗酸化作用をもつ重要な物質です。つまり、美食や過度の飲酒、激しい筋肉運動などで体が錆びつきそうになると、**「錆止め」である尿酸の濃度を高めて体を守ろうとする**のです。尿酸自体は目の敵にするような厄介者ではありません。

とはいえ、体を錆び付かせるような生活習慣を改めないと、常に尿酸値が高くなり痛風へとつながりますから、血中の尿酸値をコントロールしておく必要があります。必ずしも尿酸値が高い人が全員、痛風発作を起こすわけではないのですが、一般的には7・0㎎/dL以下に維持しておくことが安全とされています。

尿酸の原料となる物質が「プリン体」ですから、食事ではプリン体を多く含む食品の摂り過ぎに注意するほうがいいという考えもあります。プリン体はプリンと呼ばれる化学構造を持った物質の総称で、DNAや細胞のエネルギー源となるATPにはプリン体が含まれています。このため、肉類や魚卵など、重量あたりの細胞数が多い食品にはプリン体が多く含まれています。

ただし、もともと血液中の尿酸の80％は体内の新陳代謝によって作られ、食品由来の尿酸は20％にすぎません。**それほど神経質に食品中のプリン体について気にする必要はありません。**

むしろ、**気をつけて欲しいのはアルコールの飲み過ぎ**です。アルコール類の中ではビールにプリン体が多く含まれているため、日本ではなぜか「プリン体を抑えるにはビールを控え、ほかのアルコールなら飲んでもよい」と都合よく解釈している人も少なくないようです。

しかし、**問題はビールではなく、アルコールの総量**です。アルコールが体内で分解されるときに発生するアセトアルデヒドという物質が、腎臓からの尿酸排泄を減少させるため、アルコールを飲むと尿酸値は一時的に上がります。ビールではなく大量の飲酒が尿酸値を上げるので、**尿酸値が高い人は多くても1日に日本酒換算で1合までに留《とど》めておきましょう。**

また、痛風は昔から「帝王病」などといわれてきたように、肉ばかり食べて野菜を嫌うような偏りのある食事では尿酸値が上がってきます。野菜を多く摂取したり、サプリメントを利用したりして、ビタミンA・C・Eなどの抗酸化物質を取り入れましょう。水分をしっかり摂取して、尿酸をためずに排泄することも大切です。

ただし、中には体質的に尿酸が増えやすい人もいるので、まずは生活習慣を改善することを基本として、それでもどうしても尿酸値が下がらない人は、薬でコントロールするしかありません。とはいえ、むやみやたらと薬で下げればよいというものではないことは知っておいてください。

なお、尿酸値は、前日に激しい筋力トレーニングやマラソンなどの運動をしたり、大量に飲酒をしたりするとすぐに反応して上がってしまう場合があります。測定するときには、体に負担がかかっていない状況で調べるように注意しましょう。

ホルモン低下・その他の不調に対する食養生

男性ホルモンの低下

老化について1章の冒頭でご説明したように、加齢に伴うホルモンの変化は、じつは20歳代から始まっています。**40歳前後から、男性ホルモン（テストステロン）の分泌量が減少し、さまざまな変調を覚える人が増えてきます。**テストステロンは「行動のホルモン」とも呼ばれ、活動するために必要な意欲、決断力、記憶力などを司《つかさど》るほか、筋肉を作ることにも関わっているため、テストステロンが減れば意欲が減退して人づきあいを避けがちになったり、落ち込みやすくなったり、筋力が低下して疲れやすくなったりします。

男性の場合、女性に比べてホルモン量の低下は緩やかですが、男性ホルモンの分泌量低下に生活環境の変化やストレスなども重なって**「男性の更年期障害」**に陥る場合もあります。男性の更年期障害になると、心の変調をきたしやすく、抑うつ状態になったり、疲労や不眠などの症状が現れやすいようです。

また、ストレスもホルモン分泌低下の大きな要因になります。強いストレスを感じると体内ではコルチゾールというストレスホルモンが分泌されるのですが、これにより、男性ホルモンも影響を受けて分泌が抑制されてしまいます。

男性ホルモンはＤＨＥＡを材料に作られますので、**食養生としてはＤＨＥＡを多く含む、自然薯、里芋、長芋などネバネバの芋類**を積極的に摂りましょう。

なお、テストステロンの減少に糖分摂取が関わっていることは1章でも述べましたが、特に**夜間の糖分摂取は男性機能が衰える要因になる**ということが知られています。最近は「スイーツ男子」が増えているそうですが、男性に甘いものは性機能維持という点ではあまりおすすめできません。

甘いものだけではなく、糖質全般、同じことが言えるので、糖質量のコントロールが大切になります。お酒を飲んだ後に締めのスイーツ、締めのラーメンも避けるほうが賢明です。

更年期から閉経後の女性

女性の更年期とは、閉経を挟んで前後約10年を指します。個人差はありますが、閉経によって体内のホルモン環境が変化することが原因で、肉体的な不快症状や、情緒不安定など心身のさまざまな不調に悩まされることが多くなります。「ホットフラッシュ」と言われるような、急に顔が熱くなって汗が止まらなくなったり、突然、体のほてり・のぼせ・動悸《どうき》などが現れたりするのも更年期の代表的な身体症状です。医療を必要とする「更年期障害」に長年苦しむ人もいます。

更年期に女性ホルモンが減少するということは知られていますが、じつは**女性にも男性の1割ほどの量の男性ホルモンが分泌されており、そこから女性ホルモンが作られている**ことはあまり知られていないようです。

さらにいえば、**女性ホルモンも男性ホルモンも、DHEAを原料として作られています**。ですから更年期女性のホルモン低下というのは、まずDHEAが減って、それにより男性ホルモンが減って、女性ホルモンも減るというように、三つのホルモンが全て枯渇していってしまうのです。

女性にとっても男性ホルモンが減るということは、記憶や意欲、行動する力を抑えられてしまいますから、年齢を重ねると出無精になったり、閉じこもるようになってしまう背景には、こうした問題も影響していると考えられます。

ですから、**男性も女性も同様に、更年期にはDHEAを補充すると症状が楽になる**でしょう。DHEAを摂取すると、まず男性ホルモンを増やすことができます。そこから女性ホルモンも増やすような流れができるので、軽い更年期症状のトラブルはDHEAだけで対処できる場合もあります。

それでも足りない場合には、更年期対策として大豆を麹菌で発酵させて成分を抽出したサプリメントなども市販されていますので、そうしたものを利用してみる方法もあります。

食事では、繰り返しになりますが、**自然薯、里芋に代表されるネバネバした芋類**です。中でも**ヤムイモ**は女性ホルモンのうち黄体ホルモン（プロゲステロン）の摂取源になると言われ、海外ではヤムイモを原料とする天然由来のホルモンクリームが使われているほどです。

もちろん、食生活全体のバランスも大切ですので、亜鉛などを含めて微量栄養素を満遍なく補うように意識しましょう。以前から、肉類の動物性脂肪と砂糖などの糖質が極端に多い**欧米型の食事が更年期の症状を重くする**ことが知られていました。更年期症状は欧米人に多く、和食中心の日本人に更年期のトラブルは少なかったのですが、食の欧米化により日本人にも更年期のトラブルが増えてしまったのかもしれません。

更年期を乗り切るためにも、栄養バランスがよい和食中心の食生活を取り戻すことが重要でしょう。

骨粗しょう症のリスク

閉経後の女性は、骨粗しょう症のリスクも高まることが知られています。これも**ホルモン分泌の低下が要因**です。骨を作る役割がある男性ホルモンと、骨からカルシウムが溶け出すのを防ぐ役割がある女性ホルモンの双方が減ってしまうため、骨がスカスカになってもろくなってしまうのです。

特にやせ型の女性はリスクが高く、要注意です。これにはさまざまな理由が考えられますが、一つは、更年期以降、胃酸が少なくミネラルの吸収が悪くなるために骨を作る能力が弱まるが、脂肪が多い人の場合には、脂肪細胞が骨を作るのを助ける物質を出してサポートしているからという説があります。もう一つ、体重が重たいと骨に物理的刺激がかかるという説もあります。

いずれにせよ、更年期を過ぎた女性は、骨の健康管理に気をつけることが大切です。

一方、男性の場合、骨粗しょう症になる人は女性ほど多くはありません。それは男性ホルモンが減っても、女性のようにほぼゼロにまで低下することはないからです。ただし、ごくまれに**比較的若い男性でも、ビタミンK不足により骨密度が低くなる人が見られます。**

ビタミンKは「最後のビタミン」とも言われる新しく発見されたビタミンですが、最近、研究が進んで色々なことがわかってきました。免疫力の維持・増強という意味でも重要な栄養素であり、オランダの研究では、体内のビタミンK濃度が低下すると新型コロナウイルス感染症が重症化しやすいことが報告されています。[*21]

代表的なビタミンKには2種類あり、葉野菜から摂れるのはビタミンK_1で、納豆のように発酵した微生物が作ってくれるものがビタミンK_2です。通常は体内で腸内細菌がビタミンK_2を作ってくれているはずなので、外から補う必要はないと以前は言われていましたが、最近は食生活が変化していることの現れか、不足している人が見られるようになってきたのです。

ビタミンK_2のレベルは、低カルボキシル化オステオカルシンというたんぱく質の血中濃度を測定することでわかります。これに異常値が見られる場合はビタミンK_2不足が疑われます。

男性でも、腸の具合が悪く下痢をすることが多いと、必要な栄養素まで排出されてしまうことになり、**ビタミンK_2が不足して骨密度が低くなるリスクがあります。**また、特に高齢者など、家に閉じこもっていて歩かない生活では、骨への物理的刺激がなくなって骨密度が低下するリスクが高くなります。男性にとっても骨粗しょう症の問題は他人事ではありません。

食生活で骨粗しょう症を防ぐ対策としては、性ホルモンの原料となるＤＨＥＡを補うとともに、骨の材料となる栄養素を補うことです。**骨の材料といえばカルシウムと思う人が多いですが、カルシウムより先に、まずビタミンＤを補充**してもらいたいと思います。カルシウムをいくら摂っても、ビタミンＤが不足していては吸収できないからです。

2003年にハーバード大学の研究機関が発表した、「カルシウム、ビタミンＤ、牛乳を飲むことのいずれが閉経後の女性の大腿骨骨折を予防する効果があるか」という研究があります。約7万人の女性を対象にした、長期間にわたる大規模な研究ですが、この中で唯一、骨折を予防する可能性があると報告されたのがビタミンＤでした。[*22]

この他にカルシウムと、その拮抗ミネラルであるマグネシウム、ビタミンK、B群などが必要です。そして、骨はミネラル成分だけでなくたんぱく質（コラーゲン繊維）によってその構造が維持されていますから、日頃からたんぱく質を十分に摂ることを心がけ、多種類の微量栄養素を摂取するようにしましょう。

ビタミンDは鮭を筆頭に、魚に多く含まれています。ビタミンKは納豆、チーズなどから摂れます。カルシウムは小魚、牛乳・乳製品など、マグネシウムは青菜、ブロッコリー、海藻類などに含まれています。たんぱく質は肉、魚、卵、豆類から摂取しましょう。

このように書いていきますと、**伝統的な和食が骨粗しょう症予防の観点からも優れている**ことがよくわかります。

冷え性の人

「冷え性」というと女性に多いイメージがあると思います。男性に比べて女性のほうが筋肉量が少なく、熱を生み出す基礎代謝が低いからです。そもそも代謝とは、食事で取り込んだ栄養素が脳や体の活動のためのエネルギーとなったり、細胞や血液、ホルモンなどに変化する生命活動のことです。

呼吸や心拍、体温維持といった生命を維持するために最低限必要な代謝を「基礎代謝」といい、この基礎代謝が1日に消費するエネルギーの6～7割を占めています。**基礎代謝が低下して熱を生み出しにくい体になれば、当然、体が冷えやすくなります。**血流がスムーズに流れなくなり、取り込める酸素や栄養素の量も減っていきます。女性だけでなく男性も、加齢によって40歳前後から代謝が低下しはじめ、太りやすくなったり、細胞の機能が低下したりして老化が進みます。

根本にはこのような代謝の変化があるものの、「冷え」という症状そのものは、血流が悪くなっただけでも生じます。更年期症状の一つであるホットフラッシュで体が急にほてった後に極度の冷えを感じる人もいますし、甲状腺機能の問題が関係している場合もあります。運動不足で血流が滞っているのか、代謝が低下しているのか、はたまた自律神経の体温調節機能がうまく働いていないのか、さまざまな要因が考えられます。もともと体質的に冷えやすい人もいます。

原因にもよりますので、食養生だけで冷え性を解決できるわけではないのですが、少なくとも血液がドロドロになって血流が滞った状態ではエネルギー循環がうまくいきませんので、**血流をよくすると言われている魚の脂（EPA・DHA）を積極的に摂るとよい**でしょう。

EPAはニシンや鮭など寒い北の海に生息する魚に多いと言われているのですが、それは冷たい海の中でも血液を淀みなく循環させて泳ぐためです。EPAが不足すれば循環不全から冷えを起こすということは容易に想像がつきます。

また、**納豆に含まれるナットウキナーゼという特有の成分にも血栓を溶かし、血液をサラサラにする作用がある**と言われていますし、新しい血液の材料となるたんぱく質も十分に摂ることが必要です。

冷え性対策には運動習慣も重要です。特にコロナ禍の影響もあり、家にこもってじっとしている時間が増え、運動習慣が失われてしまった人も多いと聞きます。すると筋肉が落ち、全身の代謝も落ちてしまいますから、**週に2〜3日、30分から1時間程度は体**

を動かす習慣を取り戻して欲しいと思います。自然と代謝が上がって、低体温のトラブルも避けることができ、肥満の予防にもつながるでしょう。

甲状腺機能に問題のある人

健康診断では甲状腺の機能も調べます。甲状腺は食べ物に含まれるヨード（ヨウ素）を原料として甲状腺ホルモンを分泌する臓器です。この甲状腺ホルモンは代謝を促して体に活力を与える働きをしており、過剰になっても不足しても、問題となります。

甲状腺の病気の中でも、日本人に多いと言われているのが「甲状腺機能低下症」です。文字通り、甲状腺の機能が低下するもので、甲状腺ホルモンが不足すると、代謝が悪くなり、冷えやむくみ、体重増加などさまざまな症状を引き起こします。

原因も多様であり一概には言えませんが、その一つに、大量のヨード摂取が原因となる場合があります。ヨードは甲状腺ホルモンの材料になるけれども、大量に摂取すると逆にホルモンの産生が減ってしまう場合があるのです。

ヨードは海藻類、特に昆布に多く含まれています。日本人は普段から知らず知らずのうちにヨードを摂取していますから、不足を心配する必要はありません。**わざわざ昆布を毎日食べ続けたり、昆布水を毎日飲むような健康法は避けるほうが良い**でしょう。

海藻は健康に役立つメリットも多く、積極的に摂りたい食材ではあるのですが、何事もバランスが大切です。海藻が好きでよく食べるという人は、甲状腺の機能のチェックも欠かさず続けるようにしましょう。

貧血の人

健康診断で調べる貧血の一般的な基準値は、ヘモグロビン値が男性で13g／dL以上、女性で11・4g／dL以上あれば正常と診断されます。しかし、本来、男女で酸素の供給量に差があってよいはずはありませんので、女性で基準値である11・4g／dLを超えていても13・0g／dLに届かない場合は、鉄欠乏性貧血を疑うべきだと私は考えています。

さらに詳しく知るためには、血液検査のＭＣＶ（平均赤血球容積）という項目が目安になります。MCVとは赤血球一つあたりの体積を示す指標で、「ヘマトクリット値（%）÷赤血球数（万／μL）×1000」がこれに相当します。この数値が90に満たない場合には鉄欠乏性貧血が疑われます。

鉄は酸素を全身の組織へ運び、細胞のエネルギーを作り出す過程でとても重要な働きをしています。酸素を運ぶのは血液中の赤血球ですが、赤血球の中のヘモグロビンというたんぱく質に存在する鉄が酸素と結びついて全身に運ばれます。ですから、**ヘモグロビンが減少した貧血の状態だと酸素を十分に運ぶことができず、全身が酸欠状態**となります。細胞内でエネルギーをうまく作り出せず、疲れやすい、だるい、冷え性など、さまざまな不調が現れます。

特に**閉経前の女性は、毎月の月経で20～140mLの血液が失われており、潜在的な鉄欠乏状態になりやすい**と言えます。妊娠・出産ではさらに鉄の需要が高まりますので、鉄を多く含む食品やサプリメントを使って鉄分を補充する必要があります。

鉄が豊富な食品は、肉、魚、卵、レバー、海藻、キクラゲなどですが、動物性食品に含まれる「ヘム鉄」の方が、植物性食品の「非ヘム鉄」より吸収率が良いと言われています。

一方、**鉄過剰になると体内の酸化反応を促進して動脈硬化などの老化現象を進めるリスク**がありますので、摂り過ぎも問題になります。適正な鉄の量を維持することが大切になります。

鉄の過不足を知るためには、「フェリチン」という鉄を蓄えるたんぱく質の指標を調べることをおすすめします。血清鉄が正常でも貯蔵鉄は欠乏していることもあり、体に蓄えられている鉄分量の目安として、フェリチンはより正確な指標になります。

一般の健康診断で調べる血清鉄が財布の中のお金だとすると、フェリチンは貯金残高のようなものです。フェリチンの最適な値については諸説ありますが、鉄不足の状態では低値、過剰状態では高値の傾向が見られます。フェリチン値100±20ng／mLを目安に考えればよいでしょう。200ng／mLを超えると動脈硬化のリスクが増えると言われています。

なお、男性でも女性でも、がんやその他の疾患で消化管から出血しているときに貧血が起こる場合もありますので、毎年定期的に貧血の項目をチェックしておくことが他の病気の早期発見にもつながります。

定期的な自己チェックの重要性

がんの検診も忘れずに

「がんの統計2023」（公益財団法人　がん研究振興財団）によれば、年間約100万人ががんに罹患し、おおよそ2人に1人ががんになる時代です。[*23]
罹患率が高いのは1位から順に、男性では前立腺がん、大腸がん、胃がんの順。女性では乳がん、大腸がん、肺がんの順です。近年、男性では前立腺がん、食道がん、膵臓がん、悪性リンパ腫が増えており、女性では大腸がん、肺がん、乳がん、子宮がん、卵巣がん、食道がん、膵臓がん、悪性リンパ腫が増えています。

一概には言えませんが、**男女とも胃がんや肝臓がんは減ってきているのに対し、特に中高年の男性で大腸がんや前立腺がん、中高年の女性で大腸がんや乳がんが顕著に増えてきている**のを見ると、食生活が肉食中心の欧米型に変化してきたことも決して無縁ではないように思えます。

男女共に増えている大腸がんを早めに発見するためには、便の中に血液が混じってるかどうかを調べる便潜血検査が一番正確ですので、中高年になったら健康診断か人間ドックで1年に一度は調べることをおすすめします。

がんの発症率と食生活との関連を調べる研究は世界中で進められていますが、一つの食品だけでは単純に論じられません。がんの原因は一つではなく、喫煙、飲酒、食事、運動などの生活習慣、あるいは肝炎ウイルスやピロリ菌などの感染、個人の遺伝的背景なども複雑に絡み合って起こるからです。

ただ、日本では、最大約14万人を対象とし30年以上にわたり続けられてきた日本で最大規模の多目的コホート研究（JPHC Study）を基に国立がん研究センターが「日本人のためのがん予防法」（2022年8月3日改訂版）を提言していますので、参考までに食事に関する内容に注目してご紹介しておきましょう。[*24]

これによると、飲酒によってがん全体および肝臓がん、大腸がん、食道がん、男性の胃がん、女性（閉経前）の乳がんのリスクを上げることが確実とされています。また食塩・高塩分食品の摂り過ぎが胃がんのリスクを上げ、野菜・果物を多く摂ることで食道がん、胃がん、肺がんなどのリスクが下がることが期待されるということです。

さらに、飲食物を熱い状態でとることは食道がんのみならず食道の炎症のリスクを上げるため、口腔《こうくう》や食道の粘膜を傷つけないように熱いものはなるべく冷ましてから口にすることをすすめています。

一方、単独のエビデンスでは、魚の脂などのオメガ3脂肪酸、緑茶、コーヒーなどが、がんを減らす可能性を示す報告もあります。また、身体活動や肥満などとがんとの関連も明らかにされてきています。[*25]

総合的に見れば、魚や野菜・果物などの植物性食品を多く摂取し、緑茶を飲むという和食中心の食生活は、肥満や生活習慣病のリスクを減らし、がん予防という意味でも有用と言えるでしょう。

とはいえ、100％確実にがんを予防する方法はありません。その意味では、「自己チェックを怠らないこと」が鍵を握ります。乳がん、前立腺がん、大腸がん、肺がんが増えていることを念頭に、少なくとも自治体や職域で行われているがん検診は積極的に受けるようにしましょう。

10年先の健康を作るのは今の自己管理

私たちの体は、加齢によって徐々に機能が低下していきます。20～30代は不健康な習慣のダメージも少しの工夫で解消できるし、回復も早いのですが、40代を過ぎる頃には回復がなかなか追いつかなくなり、ダメージが積み重なっていき、生活習慣病も、がんも年齢を重ねるほどリスクが高まっていきます。

私はアンチエイジングクリニックを開設する以前、大学病院の救急救命センターで救急医として最前線に立っていました。毎日運ばれてくる心筋梗塞、脳梗塞、重症呼吸不全など、食べられない状況が長く続く重症患者さんに対して、アミノ酸、ビタミンなどの必要量を細かく計算してフォローする栄養管理をしていたのですが、救急で運ばれるような患者さんを多く見ていて感じたのは「今まで大丈夫だったのだから、明日も大丈夫」という、健康を過信するような面がどこかにあったのではないかという思いです。仕事などでバリバリ活躍する代わりに健康管理はそっちのけで、「毎日必死になって働いているのだから、好きなものを好きなだけ食べたい」「美味しく飲んで食べてストレスを発散したい」と美食、大酒を飲む生活を続けていては、栄養状態が偏り、その先には生活習慣病、もっと先には救急で運ばれるような命の危険が待っています。

しかし、**突然、心筋梗塞や脳梗塞で倒れるように見えても、その前に人間の体は必ず警告を出すはず**です。そうなる前にせめて健康診断や検診をきちんと受けてチェックさえしていれば、最悪の事態は避けられる可能性が高いのです。

健康とは当たり前の状態ではありません。日々の生活習慣を積み重ねた結果得られる貴重なものです。私は、**今の自己管理が10年先の健康状態を決める**と思っています。住宅のメンテナンスに例えれば、小さな雨漏りや不具合のうちに早めに修復すれば何年も住み続けることができますが、放置すればやがて家の柱が腐って倒壊してしまうような事態になりかねません。人間の体も同様に、定期的な点検を怠らず、不具合があれば早めに対処するということが重要です。

私のクリニックでは、患者さんの血液データなどから栄養状態を詳しく分析し、体の状況を掘り下げていきます。通常の健康診断では「異常なし」とされていても、水面下では何らかの異変が起きていることがわかる場合も多くあります。そうした、いわば黄色信号の状態で食事などを見直し、手を打てば、大きな病気につながることを避けられ、健康長寿に近づいていきます。

日々、体の声を聞き、黄色信号の警告を敏感に感じ取ることができればベストですが、警告を感じ取れていない場合でも、**定期的に細かなデータをチェックすることで「危険かもしれない」ということに気づくきっかけとなります。**健康を過信せず、賢い自己管理を続けていただきたいと思います。

*21 Reduced Vitamin K Status as a Potentially Modifiable Risk Factor of Severe Coronavirus Disease 2019. Clin Infect Dis. 2021 Dec 6;73(11):e4039-e4046. doi: 10.1093/cid/ciaa1258.

*22 Calcium, vitamin D, milk consumption, and hip fractures: a prospective study among postmenopausal women. Am J Clin Nutr. 2003 Feb;77(2):504-11. doi: 10.1093/ajcn/77.2.504.

*23 「がんの統計２０２３」(公益財団法人　がん研究振興財団)
https://ganjoho.jp/public/qa_links/report/statistics/pdf/cancer_statistics_2023.pdf

*24 https://epi.ncc.go.jp/can_prev/93/8969.html

*25 Types and amount of dietary fat and colon cancer risk: Prevention by omega-3 fatty acid-rich diets. Environ Health Prev Med. 2002 Jul;7(3):95-102. doi: 10.1265/ehpm.2002.95.

Cancer Prevention with Green Tea and Its Principal Constituent, EGCG: from Early

Investigations to Current Focus on Human Cancer Stem Cells. Mol Cells. 2018 Feb 28;41(2):73-82. doi: 10.14348/molcells.2018.2227.

Coffee Consumption and All-Cause, Cardiovascular, and Cancer Mortality in an Adult Mediterranean Population. Nutrients. 2021 Apr 9;13(4):1241. doi: 10.3390/nu13041241.

4章

脳も食事から健康にする
健康寿命を延ばす人の生活習慣

心のバランスを安定させるストレス対処

1章でも述べたように、アンチエイジング医学の世界では**「心、食、動、眠」を4本柱**として重要視しています。中でも、食事はその大部分を占めますが、本章では、これまでに述べてきた和食に加えて、プラスアルファの食習慣、それ以外の心(ストレス)、運動、睡眠についても触れておきましょう。

まずは心です。忙しいという字は心を亡くすと書きますが、多忙な現代生活の中で目の前の忙しさに振り回され続けると、ストレスが高じて心が不安定になったり、過労でうつを発症するなど、精神面のトラブルにつながることも少なくありません。情報過多で多忙な現代は、心の疲弊が生まれやすい環境が満ちているのかもしれません。心が安定していなければ、食事も乱れ、体も動かなくなってしまいますので、ストレスに上手に対処し、心のバランスを整えることは健康管理の入り口です。

「ストレス」という医学用語は1930年代にハンス・セリエによって提唱されたと言

われています。暑さや寒さなど外界からの刺激のほか、心理的な反応の一部もストレッサー（ストレス要因）であり、ストレッサーが加わると、ストレスホルモン（副腎皮質ホルモン）が分泌されることはよく知られています。

このストレス反応は「Fight or Flight」（戦うか逃げ出すか）の反応とも言われ、本来、生命体にとって非常事態が起きたときに自分を守るための重要な反応なのですが、頻回に起きる場合や長時間にわたり継続するような場合には体が疲弊してしまい、最終的には健康を損ねることになります。

危険な状況や不快な心理的反応が起こると、その刺激が脳の大脳皮質で感知され、次に視床下部下垂体系という脳内のホルモン分泌のコントロールセンターへ伝達されます。すると、その指令によってコルチゾールと呼ばれる副腎皮質ホルモンの分泌が促進されます。

適度なストレスは、適度な副腎皮質ホルモンの分泌を促しますので健康維持に有益なのですが、過度なストレスは一連のはたらきを低下させ、いわゆる燃え尽き症候群のような状態を引き起こしてしまうのです。

生活の中でストレスを完全になくすことはできませんし、適度なストレスは必要でもありますが、ストレス過多になると記憶を司る海馬の機能も妨げられ、記憶力を低下させます。これはつらいことや嫌なことを忘れようとする自己防御反応なのかもしれませんが、記憶の障害が高じれば日常生活が成立しなくなってしまいます。

ですから**「ストレスを適正レベルに保ちながら、オーバーストレスはそのつど、早めに解消する」**というのがストレスへの賢い対処法になります。日常で、オーバーストレスを緩和するためのリラクセーションメソッドをいくつか持っておくことをおすすめします。

近年よく耳にするのは、**「マインドフルネス」**です。マインドフルネスとは「心を〝今ここ〟に向けた状態」とされますが、その状態に到達する手段として**瞑想**《めいそう》が行われます。マインドフルネス瞑想は脳を活性化させ、ストレス耐性も向上するとして、ビジネスの世界でも注目され、医学研究も盛んに行われてきています。

マインドフルネス瞑想も呼吸とともに行われますが、深い呼吸をして気（エネルギー）を全身にめぐらせるという発想は、東洋医学の叡智《えいち》に基づいています。

日本でも、「健康」という言葉を初めて使ったとされる、江戸時代に活躍した白隠《はくいん》禅師が呼吸の重要性を伝え残しています。白隠禅師は、現代で言う神経症のような状態になり、結核まで罹《かか》ってしまったそうですが、諸国を彷徨《さまよ》った末に京都の白幽《はくゆう》という賢人の指導を受け、健康を取り戻したそうです。『夜船閑話《やせんかんわ》』という書物にその体験談が残されているのですが、白隠禅師が健康を取り戻した方法の大きな柱は呼吸法にあり、丹田呼吸と内観法を日常の習慣とすることが大きな活力の源となったそうです。

呼吸は人間が生きている証でもあり、普段から無意識のうちに行っている生命活動の一つです。根本的で重要な生命活動であるにもかかわらず、コロナ禍でマスクの普及もあり、深い呼吸をすることを忘れてしまっている人も多いように思われます。さまざまな呼吸法も提唱されていますが、まずは**普段の生活の中で深い呼吸をするように心がける**ことは、いつでも誰でもすぐにできる健康法の一つだと思います。

また、**マッサージ**や**ストレッチ**にもストレス緩和作用があります。私自身、ストレッチ前後の脳波の変化について調べてもらったことがあるのですが、驚いたことに、わずか30分のストレッチだけで大幅にアルファ波が増加し、リラックス効果が得られたことがわかりました。ストレッチ以外にも、軽い運動、入浴など、ストレス緩和の方法にはさまざまなものがあります。ぜひ自分に合った方法を探して日常生活のバランスをとるようにしてください。

もちろん、オーバーワークを避け、良質な睡眠を確保することも大切です。副腎のホルモン分泌機能を維持するための栄養素としては、ビタミンC、ビタミンB群、ビタミンD、マグネシウムを積極的に補充することです。中でもビタミンCはストレスによって失われる、現代人に不足しがちな栄養素です。1日あたり2g以上は摂取したい必須ビタミンです。

脳の血流をよくして栄養素を届ける

ストレス反応のメカニズムを考えてもおわかりのように、人間のあらゆる活動は**脳の神経細胞を介してコントロール**されています。神経細胞から指令が送られてはじめて、体の臓器や筋肉も働くことができます。この**指令を届ける手紙のような役割をしている**

のがホルモンや酵素、神経伝達物質などと呼ばれる物質です。心の働きも同様で、うれしい、悲しいといった感情も、思考も記憶も、脳が司っています。

例えば、うつの主な原因は、脳内の神経伝達物質が不活性化することだと言われています。中でも、睡眠や精神安定に関わり、幸せを感じるホルモンとも言われる**「セロトニン」が不足すると、睡眠障害や不安感などの精神症状に陥りやすくなります。**

セロトニンは必須アミノ酸の一つである、トリプトファンを原料として合成されるのですが、トリプトファンだけを摂れば合成されるわけではなく、たんぱく質の代謝に関わるビタミンB_6と鉄が不可欠ですし、他にも脳神経の正常な働きに関わるビタミンB_{12}、神経伝達物質を放出するときに必要なカルシウム、マグネシウムが十分にあって初めて脳内にセロトニンが分泌されます。ですから、これらのビタミン・ミネラルが不足していては、セロトニンが分泌されずにうつ状態に陥りやすくなってしまいます。

セロトニンの合成だけでも6種類の栄養素が必要なのですから、体を健康に保つためには、もっと多種多様な栄養素がチームで働いています。多様なビタミン・ミネラルが過不足なく摂れていて、心身のコントロール役である脳に必要な栄養素が届くこと、そして、栄養素を届けるためにも脳にしっかりと血液が巡ることが非常に重要です。

因みに、**うつ病をはじめとする精神疾患の予防・改善にはビタミンDが有効**ということも明らかにされています。ビタミンDの受容体が脳内の前頭皮質や海馬、視床、視床下部などの部位に多く発現していることから、ビタミンDが脳を酸化ストレスから守り、ドーパミンやノルアドレナリンなどの神経伝達物質の作用を改善させる働きがあることがわかっています。

また、**ビタミンB群、オメガ3脂肪酸も不足すると脳の機能が低下し、うつのリスクが高まります**ので、これらの栄養素が不足していないか、一度は血中濃度を確かめておくほうがよいでしょう。

さて、脳の健康というと、特に高齢者にとっては、うつ病とともに認知症をどう防ぐかが大きな関心事ですが、これにも血管や血流の状態が密接に関わっています。

認知症はご存じの通り、記憶力や感情をコントロールする力、認知機能が低下する病気で、さまざまなタイプがあります。最も多いのはアルツハイマー型で、「脳のゴミ」とも言われるアミロイドβ（脳内で作られるたんぱく質の一種）が長年かけて脳に溜まることが関係していると言われています。しかし、根本的な原因はまだ解明されていません。

一方、認知症の中には、脳の血管の動脈硬化により脳細胞の代謝が変化することによる「脳血管性認知症」もあります。全身の動脈硬化が進んでいると脳血管性認知症になりやすいことも明らかにされています。

日本では増え続けている認知症ですが、アメリカでは、認知症患者の全人口比率は1970年代から40年にわたり減少傾向にあり、その要因の一つとして心血管疾患の予防医療が進んだことが挙げられています。[*26] 言い換えれば、未だ根本的な治療法がなく解明されていない**認知症に対して、私たちが今できるのは、「食生活や運動習慣などの生活習慣を改善して、血管を健康に保つ」ことしかない**のです。

食事に関しては、本書で紹介してきたような、栄養バランスのとれた和食が認知症予防にも貢献することは言うまでもありません。もう一つ、**医学研究においては地中海料理も認知症を予防する食事として推奨されています。**[*27] 地中海料理が心血管疾患のリスクを減少させることなどは、これまで数々のレポートで指摘されていますが、最近の研究では記憶力の維持や認知症の予防につながる可能性も示唆されています。

地中海料理の特徴はオリーブオイルをふんだんに使い、魚介類、野菜、果物、豆類、ナッツ類などを多く摂取することです。和食に近い特徴もあり、日本人にとっては馴染みやすいのではないでしょうか。

脳の健康によいブレインフード

巷《ちまた》では、脳によい食材を「ブレインフード」と呼んで、摂取がすすめられています。脳を活性化する、脳の抗酸化や血流改善など謳い文句はさまざまですが、ここでは私が注目するブレインフードの栄養成分についてまとめておきましょう。

ただし、これらの食品単体を食べるだけでは効果はあまり発揮されません。脳の健康を維持するには、これ以外に亜鉛、マグネシウムなどのミネラルが不可欠ですし、さまざまな栄養素がチームではたらくことが重要であることをお忘れなく。

・ブレインフード① 魚

本書でも何度も触れてきた**魚の脂はオメガ3脂肪酸のEPA・DHAを豊富に含んでいます。**

オメガ3脂肪酸は脳の炎症を防ぎ、脳機能を改善させる働きがあります。最低でも週に1回魚を食べる人はアルツハイマー病になるリスクが低いという報告もあります。[*28] わずか週1回でも脳細胞の変化を防ぐことができるとすれば、積極的に魚を摂取しない手はないでしょう。

・ブレインフード② ココナッツオイル

ココナッツオイルの主成分は中鎖脂肪酸（Medium Chain Triglyceride）です。2章でもご紹介したように、中鎖脂肪酸は、他の脂肪酸と代謝経路が異なり、腸管からすぐに血液中に吸収され、肝臓で代謝されて「ケトン体」に変化するため、**脳に運ばれて神経細胞のエネルギーになりやすい脂肪酸**です。

このような中鎖脂肪酸の特殊性を２０１１年に報告し、世界中の注目を浴びたのが、米国のある小児科医です。自身の伴侶が53歳でアルツハイマー病と診断されたため、民間療法の情報からココナッツオイルを食事に加えたところ、症状が改善され日常生活の質も大きく改善したと述べています。ケトン体が認知症の症状を改善するという報告は、栄養医学界にとっては大きな衝撃でした。[*29]

近年は認知症以外にパーキンソン病、筋萎縮性側索硬化症（ＡＬＳ）、多発性硬化症（ＭＳ）といった難治性の脳神経疾患に対してココナッツオイルが有効に作用するという報告も増えつつあります。ココナッツオイルは生活習慣病予防のためにも積極的に摂取したい食品の一つです。

・ブレインフード③ 大豆、卵黄、レバー

豆腐、納豆などの大豆製品には、「レシチン」という脂質の一種が多く含まれています。このレシチンの構成成分の一つが「コリン」です。卵黄や動物の肝臓にもコリンが多く含まれます。

コリンという栄養素は、神経伝達物質であるアセチルコリンの原料にもなるため「記憶力の栄養素」とも言われ、脳神経の働きを円滑にしてくれます。あまり聞きなれないかもしれませんが、脂肪代謝や神経細胞の働きなどに欠かすことのできないものです。細胞膜を作る構成成分でもあります。

その働きがビタミンBと似ているため、ビタミンB_4と呼ばれることもあります。昔から豆を食べると脳の働きをよくすると言われているのは、豆に含まれるコリンを補充することのメリットを経験的に知っていたからかもしれません。

・ブレインフード④ 緑茶

緑茶には「カテキン」と呼ばれるポリフェノールが豊富に含まれています。緑茶の摂取量と認知症の発症率との関係を調べた研究によると、緑茶を1日に1杯も飲まない群と比較して、3〜4杯の緑茶を飲む群では16%、5杯以上飲む群では24%、認知症患者が少ないことがわかりました。[*30] 紅茶やウーロン茶では同じ効果が見られなかったため、この効果は緑茶に多く含まれるカテキンの一種、エピガロカテキンガレート（EGCG）

によるものではないかと考えられています。

また、緑茶に含まれる「テアニン」というアミノ酸の一種には、鎮静作用のある「ギャバ（GABA）」を増やすという重要な働きもあります。

緑茶の効用として、認知症予防以外にも、抗酸化作用、動脈硬化予防、免疫力増強、がん予防などさまざまな作用が注目されています。健康維持のためにも、緑茶をゆっくり味わう日本文化を残していきたいものです。

・ブレインフード⑤ 高カカオチョコレート

カカオ含有率70％以上の高カカオチョコレートには抗炎症作用があることが確かめられています。原料となるカカオに含まれる「テオブロミン」という成分やカカオポリフェノールが血管に作用するのではないかと考えられています。

カカオポリフェノールを摂取すると脳血流量が上昇することがわかっており、高カカオチョコレート摂取後に血液中の「BDNF（Brain Derived Neurotrophic Factor＝脳由来神経栄養因子）」（神経細胞の発生や成長、再生を促進させる成分）が増加する可能性があることも指摘されています。[*31] 確かなことは今後の研究結果を待たなければなりませんが、加齢によって減少する傾向があるBDNFが増加するということは、認知機能の低下に何らかのよい作用をもたらす可能性があるかもしれません。

ただし、**高カカオチョコレートは、製品によってはトランス脂肪酸を含み、糖質の摂り過ぎにもつながりますから**、大量に摂ることはかえって健康を害する可能性もあります。食べ過ぎないように注意しましょう。

知らずに摂り過ぎている重金属を排出する

既にお伝えしているように、私たちの体には知らず知らずのうちに空気や食べ物から体内に重金属が取り込まれ、じわじわと蓄積されています。金属の中には亜鉛、クロム、コバルトなどアンチエイジングにはたらく有益なミネラルもありますが、ヒ素、水銀、カドミウム、鉛など、体に有害な影響を及ぼす可能性が高いものもあります。

当院では、毛髪検査などを行い、必要な金属と有害な金属の血液中の濃度を調べています。**よく見られるのが水銀やカドミウム**です。水銀は大型の魚など、カドミウムは米などが侵入経路となることが多いようです。

イネ科の植物は土壌中のカドミウムを吸収するため、米を主食とする日本人は欧米人よりもカドミウムが高めに出る傾向があります。稀に鉛やヒ素も見られます。

現代の日本で水道水から鉛が出ることはまずありませんが、ごく稀に古い時代の鉛製の水道管から出る水道水をそのまま飲んでいると鉛汚染の被害が出ることがあります。

また、1970年頃までは、大気汚染で空気中に鉛が飛んでいましたから、ほとんどの人はある程度、鉛を取り込んでいます。多くは解毒機能がはたらくのですが、解毒機能が弱い人や解毒機能に必要なミネラルである亜鉛が不足している人などは、体に有害金属である鉛が蓄積してしまうことがあります。

さらに、知らずに飲んでいた温泉水にヒ素が入っていたというケースもあります。**自然のものであれば安全という保証はありませんので、井戸水や温泉水などを飲用するときは必ずチェックすることが大事**です。

このような重金属が蓄積しても、人間には解毒機能もあり、ある程度は許容範囲がありますので、すぐに病気になるわけではありません。ただし、長期的に見ると、さまざまな不調や神経系の病気の原因となるリスクが高くなると考えられます。ですから、これらをなるべく取り込まないように食事に気をつけたり、解毒から排泄をスムーズに行えるようにすることが健康長寿につながります。

生活習慣の改善が大前提ではありますが、検査の結果、重金属が多く出ている方には、**これらを排出するキレーション治療**も選択肢としておすすめしています。

キレーション治療とは、強力な抗酸化作用を持つキレート剤（EDTA〔エチレンジアミン四酢酸〕と呼ばれるアミノ酸化合物が代表的）をビタミン・ミネラルとともに点滴して、血液中の不要な重金属を結合させ、腎臓から尿中へと排出する治療法です。

1950年代に米国で始まったキレーション治療は、70年以上の歴史を持つのですが、2000年になるまでは、一部の医師からは偽物医療だと非難されるなど、標準的医療には受け入れられませんでした。2003年から米国の政府機関によってキレーション治療の効果を検証するための大規模な臨床試験が進められ、2013年に「キレーション治療には心筋梗塞の再発予防効果がある」という結果が報告されました。[*32] この研究成果によって、キレーション治療はようやく正当な評価を受けられるようになりました。

現在、日本では主に重金属中毒や動脈硬化症など、特定の疾患の補完的な治療として使用されています。アンチエイジングクリニックや一部の内科クリニックなどで自由診療にて行うことができます。

当院では2002年以来、キレーション治療を柱としたアンチエイジング医療に取り組んできて20年以上の年月が過ぎました。キレーション治療によって動脈硬化が著しく改善したり、副効用として加齢臭が消えたという若返りを実感している人もいます。特に、動脈硬化があって血管が詰まりかけているような虚血性心疾患のリスクが高い人は、キレーション治療を受ける価値があると思われます。

快食できなくなったときの対処法

「快食できない」というのはメタボリックシンドロームの中高年などに多い訴えです。

普段から食べ過ぎていたり、ダラダラと間食したりして、おなかが空いてないのに時間がくれば3食食べているという場合、過剰な栄養素がどんどん内臓脂肪として溜まり、やがて生活習慣病へと進んでしまいます。

2章でも述べたように「空腹は最高の調味料」ですから、空腹を感じてから食べる、空腹感のないときにはあまり食べないようにすることが大切です。呼吸法のところでご紹介した白隠禅師も長生きのためには食を控えることを強く述べています。江戸時代の中期に、84歳という天寿を全うされた高僧の教えには説得力があります。

また、**高齢になって快食できなくなったという人は、消化力の低下を疑ってみましょう。**年齢を重ねるとさまざまな体の機能は低下していきますから、胃腸の消化・吸収能力も衰えていきます。食事やサプリメントから栄養素を摂取しようとしても、吸収できない場合があるのです。

当院で栄養状態をチェックしている患者さんに「サプリメントを飲んでも数値が上がらない」といった兆候が見られる場合には、消化酵素を一緒に処方しています。最近は、消化機能の問題で胸焼けを訴えるような場合、胃酸を抑える制酸剤が使われることが多いようですが、その前に、もともと持っている消化機能をサポートすることが先決だと私は考えています。日本では消化酵素は医薬品扱いですので、かかりつけ医に相談してみることをおすすめします。

活動量の低下を補う運動習慣

年齢を重ねてもイキイキと元気に活動するためには、食事に気を遣うとともに運動習慣も欠かせません。特に「定年後、会社に行かなくなって活動量が一気に低下した」「新型コロナをきっかけに引きこもりがちになり運動不足が続いている」という声をよく耳にします。**中高年から健康寿命を延ばすためには、運動は薬のようなもの。**今からでも意識的に動く習慣を取り戻してください。

ひと言で運動と言ってもさまざまなものがありますが、大きく分けて有酸素運動、筋肉運動（筋力トレーニング）、柔軟運動（ストレッチ）の3種類があります。

有酸素運動は細胞内のミトコンドリアの機能を維持するはたらきがあり、老化予防効果が期待できること、筋肉運動は筋肉の量や大きさを増やすことなどが明らかにされています。また、筋肉運動を行うと、筋肉からマイオカインと呼ばれるホルモンに似た物質が分泌されます。マイオカインには30種類以上あるとされていますが、このうちのアイリシンと呼ばれる成分と認知機能向上との関係も注目されています。

高齢になっても**筋力トレーニングで筋肉を維持することで、免疫力を維持するだけでなく、認知機能の維持・改善にも役に立つ可能性があることがわかってきた**のです。もちろん、筋肉や関節回りの靱帯《じんたい》などは加齢とともに柔軟性が低下し、かたくなってきますので、ストレッチで柔らかく保つことも健康維持には欠かせません。

脳のエネルギー代謝と筋肉のエネルギー代謝の仕組みは非常によく似ていることからも、筋肉運動と認知機能の関係が深いということは納得がいきます。**廃用性萎縮といって、人間の細胞は使わなければ萎縮してしまいます。脳細胞や筋肉細胞も同じです。**ですから**高齢になっても「よく動く生活」を心がけましょう。**

いちばんよくないのは1日中ぼーっとテレビを見ているような、座り時間の長い「Sedentary Lifestyle（動かない生活）」です。WHO（世界保健機関）は、Sedentary Lifestyleが喫煙、不健康な食事、アルコールの飲み過ぎと並んで、がん、糖尿病、心血管障害、慢性呼吸器疾患を引き起こす要因になると指摘しています。

筋力を維持する運動のみならず、社会活動や交流も含めて、いくつになってもアクティブによく動いて体や脳を使うということが大切です。**高齢になっても、週1日でも2日でも仕事や社会と関わる活動を続けるほうがよい**でしょう。アメリカでも100歳長寿の人を調べると、仕事を続けているようなアクティブな人が多いです。日本では一人暮らしで社会との交流も途絶えてしまった高齢者の孤立が問題視されていますが、実際に一人暮らしの高齢者が認知症になりやすいというデータもあります。[*33] やはり社会と関わり、能動的に体や脳を働かせるような活動は人間にとって不可欠なのだと思います。

これまで仕事一筋で、家事も趣味も何もしてこなかったような人が、定年後に何もすることがなくて一気に衰えてしまうということもよく聞く話です。食事の調理を担当したり、興味のあることに挑戦してみたり、多少面倒な人間関係があっても地域のコミュニティに参加してみるなど、**脳と体を使って行動することが、いつまでも若々しく健康な生活を送ることにつながる**のではないでしょうか。

快便できなくなったときの対処法

2章でも述べましたが、午前中は排泄する時間帯、昼間は消化・エネルギー消費の時間帯、夜間は栄養を吸収する時間帯です。この体のリズムに合わせた生活をしていれば、朝、目覚めたときには便が肛門近くでスタンバイしていて、自然に便意をもよおすはずです。このように、バナナ状の便が特に力まなくても自然にスルッと出るような状態が「快便」の目安です。毎朝トイレに5分も10分もこもって力まなくてはならないような状態は、どこか生活を見直すほうがよいというサインかもしれません。

ただ、厄介なことに、**年齢を重ねると本来の排泄機能も衰えてきて、便秘がちになることが多い**です。**考えられる原因の一つは薬の副作用**です。特に睡眠導入剤や精神安定剤などを服用していると、腸の動きが悪くなって便秘になるケースが多いようです。すると、今度は便秘症に対する薬も増えて悪循環に陥ってしまいます。

便秘薬にはいくつか種類がありますが、腸を刺激するような便秘薬は、最初は効いても次第に効かなくなって依存的になってくるケースもあります。便秘薬を常用することはおすすめできません。

特に薬も飲んでいないのに便秘になる場合は、腸内細菌叢の変化が考えられます。消化力が落ちてくることも関係しますが、大腸粘膜の細胞のエネルギー源になっている酪酸菌などが減ってくることで大腸の動きが悪くなってしまうために便秘につながります。

ですから、**腸内細菌叢を保つためにも、1日1回は必ず納豆、味噌、ぬか漬けなどさまざまな発酵食品を取り入れたい**ものです。腸内細菌叢のバランスを良好にしてくれる、プレバイオティック、プロバイオティックと呼ばれるサプリメントも種類が豊富です。

また、硫黄を含むアミノ酸の一種「タウリン」に、細胞代謝の土台を支える働きがあり、腸の動きをよくする可能性がありそうで注目しています。腸の活動のサポートに、自分に合うサプリメントを試してみるのも一つの方法だと思います。

さらに、**キノコや海藻、野菜類などで積極的に食物繊維を補うことも大切**です。食物繊維は便のカサを増やすのですが、高齢になると食事量が減って、便の材料となる食物繊維の量が不足してくるということも便秘に拍車をかけてしまいます。食欲や口腔機能も関係しますが、快食・快便は密接につながっていますので、美味しく食べてしっかり排泄する循環を意識したいものです。

快眠できなくなったときの対処法

睡眠については、科学の進歩によりさまざまなことがわかってきました。体の発育や修復を担う成長ホルモンは睡眠中にしか分泌されないということが知られていますが、もう一つ、睡眠中に脳細胞の隙間がわずかに拡張し、隙間が広がったところに脳脊髄液が流れ込み、起きている間には処理することができなかった老廃物を洗い流していることも明らかになりました。

つまり、**睡眠とは脳のクリーニングタイムであり、質の高い睡眠が十分にとれないと、脳の老廃物がたまってしまう**のです。健康的な生活はまず「よい眠り」からと言っても過言ではありません。しかし、現実には「寝つきが悪い」「眠りが浅くて途中で目が覚めてしまう」といった睡眠の悩みを抱えている人が多く、睡眠の質も年齢とともに低下すると言われています。

睡眠の質を改善するには、一つは生体リズムに沿った生活をすることです。これには誘眠ホルモンと言われる「メラトニン」が深く関わっています。メラトニンは人間だけではなく、植物から動物までほとんどの生物が分泌しているホルモンで、それほど根本的な生命活動に関わるホルモンと言えます。

メラトニンは毎朝、起きて太陽の光を浴びてから14〜16時間後に増え始めるようにセットされ、だいたい午前2〜4時ごろにピークに達します。朝になると減少し、日中は少ないまま、夜になると徐々に増加していき、眠気を誘います。

この**メラトニン分泌のサイクルが正常に働くように、睡眠・覚醒のリズムを毎日、規則正しく刻むことが大切**です。他にも日中に適度な運動をする、日光を浴びるなど睡眠の質をよくする工夫はさまざまですが、栄養状態も睡眠に影響を及ぼしています。

メラトニンの原料は、幸せホルモンと呼ばれる「セロトニン」です。トリプトファンというアミノ酸を原料としてセロトニンが作られ、最終的にメラトニンに変化します。そして、メラトニンが体内で産生されるためにはビタミンB_6を必要とします。

メラトニンは、睡眠を助ける作用以外にも、抗がん作用や心不全の予防・改善、骨を強くするなど、さまざまな効能があることがわかっています。強い抗酸化作用もあり**「不老長寿のホルモン」とも言われています。**メラトニンをサプリメントで補充する方法もありますが、残念ながら日本国内での販売は医療機関からのみ認められています。服用を希望する場合には、アンチエイジングクリニックや睡眠専門クリニックなどの医師にご相談されることをおすすめします。

「グリシン」というアミノ酸にも睡眠をサポートする働きがあることが知られています。グリシンは、ホタテやエビなどに多く含まれており、甘エビの甘さの正体がグリシンです。神経伝達物質として働くほか、骨や筋肉、皮膚を構成するコラーゲンの材料となります。グリシンには、深部体温を低下させて入眠へ導く効果があることがわかっていますので、就寝前にグリシンを摂ることで睡眠の質をよくすることが期待できます。また、コラーゲンの生成に欠かせないビタミンCも合わせて摂ることで、骨、血管、皮膚などを強くする作用も期待できそうです。

メラトニンの分泌を妨げてしまう生活習慣には、就寝前に大量のアルコールや甘いものを摂ることなどがあります。**良質な睡眠をとるためには、就寝の2〜3時間前には食事を終えておくことが望ましい**と言えます。また夕食には血糖値を上げる糖質中心ではなく、良質なたんぱく質を中心に摂るように心がけましょう。

週3回、20〜30分の日光浴習慣

メラトニンを分泌し、夜の睡眠をサポートするためにも、朝、日光を浴びるということが重要です。睡眠のリズムを改善するには「早寝早起き」ではなく、**朝の光を起点に「早起き早寝」に変えて**みてください。「明日の夜11時に寝たいので、夜7〜9時にメラトニンが分泌されるように朝6時に起きる」というように逆算して考えるのです。

もう一つ重要な太陽の恩恵は、**太陽光を浴びることでビタミンDを作れる**ことです。ビタミンDは骨を強くするだけでなく、免疫力の調整、認知症予防、動脈硬化予防、糖尿病予防など、多方面に力を発揮するスーパービタミンで、ほとんどの日本人に不足しています。

紫外線を必要以上にカットしすぎることもビタミンD不足の一因ですので、一定程度は日光を浴びるようにしましょう。適度な日光浴であれば皮膚がんの心配はありません。

年齢、体型、肝臓の機能などによって、同じ時間紫外線を浴びてもビタミンDの血中濃度は違ってきますが、一般的には**夏の期間であれば、半袖半ズボンで昼間の太陽を20〜30分ほど、週3回浴びることで、十分なビタミンDを補充することができる**とされています。秋から冬にかけては日照時間が減り、当然、体内で作られるビタミンDの量も減ってきます。意識してサプリメントなどで補う量を増やすほうがよいでしょう。また、高齢者の場合、同じ時間、紫外線を浴びても若年層と同量のビタミンDを作ることはできませんので、意識的に食事やサプリメントから補充する必要があります。

太陽光を浴びることの健康に対する影響は計り知れないものがあります。昔から日本では「朝日を浴びることは健康の礎」「日の出を拝めば寿命がのびる」などと言われてきましたが、米国でアンチエイジング医学を学んだ恩師のクリニックにも、英語で同じような標語のようなものが掲げられていました。生命活動の基本は、どこの国も同じなのです。

私が出会った健康寿命が長い人の共通点

「健康寿命」とは、介護や人の助けを借りずに、食事、入浴、排泄など日常生活を自力で送ることができる期間のことです。日本では平均寿命は長いのに、健康で過ごせる期間が短くなって、寝たきりや要介護状態で過ごす期間が長くなることが問題になっています。

一方、90歳、100歳を過ぎても脳の判断力があり、自分の歯で食事を食べ、排泄も入浴も助けを借りずに暮らしている人もたくさんいます。この違いはどこから生まれるのでしょうか。

壮年期にさしかかると、誰もが重要な岐路に立たされます。これから年老いても健康で快適な人生を過ごし続けられるか、はたまた不健康で病気と付き合いながら生きていかなければならなくなるか。その道を分けるのは、これまで積み重ねてきた日々の食事や運動など、生活習慣によって違いが生まれるのだと私は考えています。

私は、これまでアンチエイジング外来で延べ4000人以上の患者さんを診療してきました。本書の最後には、これまで出会った、**健康寿命が長い人の共通点**をお伝えしておきましょう。

あくまでも経験的な印象ではありますが、共通点の**一つは「大酒を飲まないこと」**です。男女を問わず、80歳を過ぎても元気で活躍している人の共通点は、アルコールを飲めない、もしくは飲まない、飲んでも付き合い程度という方が多いです。

もう一つは、言い尽くされたことですが、**運動など楽しんで続けられる趣味を持っていたり、使命感や役割を持って生きていること**です。特に畑仕事などは肉体労働を伴いながら、種まき、収穫などの時期を計画的に判断し、天候などの不確定要素にも臨機応変に対応していかなければなりませんから、全ての感覚を働かせて心身を活性化する好例ではないかと思います。もちろん畑仕事に限らないのですが、仕事など何らかの社会的な関わり、役割を持ちながら生きるということは、よくも悪くもさまざまなストレスもありますが、そのぶん、スイッチが入るように体が機能するのではないでしょうか。

そして、もう一つ大切なのは、自分のことを知り、コントロールしていく客観的な視点を持つことです。**老いを遅らせることができる人は、共通して自分の老いとしっかり向き合っています。**逆説的なように見えますが、自分の現状から目を逸《そ》らしていては、老化に対抗することはできません。

本書でも繰り返し「今が10年先の健康を作る」ということをお伝えしていますが、健康に無頓着で過ごしてきて、壮年期になって気づいたときにはすでに体が何らかの警告を発している場合が多いのです。それでも、方向転換することはまだ可能です。10年後の健康寿命を延ばす道を進むためには、今から最適な健康管理を積み重ねていくしかありません。

そのために、本書でお伝えしてきたような知識を持つことが重要であることは確かですが、**大事なのは、それぞれが日々変わる体の声を感じ取り、自分に必要な知識を、自分のライフスタイルにどう組み込んでいくか**ということです。健康はそれぞれの体質とライフスタイルの影響を受けながら、微妙なバランスの上に成り立っているからです。

栄養にしろ、運動にしろ「これをすれば健康にいい」というベストな回答は一つではありません。自分に合う情報を取捨選択し、よいバランスで実践し、継続していくことが病気を予防する力になり、健康長寿へとつながる力になるでしょう。

*26 A Comparison of the Prevalence of Dementia in the United States in 2000 and 2012. JAMA Intern Med. 2017 Jan 1;177(1):51-58. doi: 10.1001/jamainternmed.2016.6807.

*27 Mediterranean diet adherence is associated with lower dementia risk, independent of genetic predisposition: findings from the UK Biobank prospective cohort study. BMC Med. 2023 Mar 14;21(1):81. doi: 10.1186/s12916-023-02772-3.

*28 Regular fish consumption and age-related brain gray matter loss. Am J Prev Med. 2014 Oct;47(4):444-51. doi: 10.1016/j.amepre.2014.05.037.

*29 The Complete Book of Ketones: A Practical Guide to Ketogenic Diets and Ketone Supplements.Mary Newport　Basic Health Publications, Inc.2019

*30 Green Tea Consumption and the Risk of Incident Dementia in Elderly Japanese: The Ohsaki Cohort 2006 Study. Am J Geriatr Psychiatry. 2016 Oct;24(10):881-9. doi:

10.1016/j.jagp.2016.07.009.
*31 https://www.meiji.co.jp/chocohealthlife/news/research_final.html
*32 Effect of disodium EDTA chelation regimen on cardiovascular events in patients with previous myocardial infarction: the TACT randomized trial. JAMA. 2013 Mar 27;309(12):1241-50. doi: 10.1001/jama.2013.2107.
*33 Living alone and risk of dementia: A systematic review and meta-analysis. Ageing Res Rev. 2020 Sep;62:101122. doi: 10.1016/j.arr.2020.101122.

おわりに

本書を最後までお読みいただきありがとうございました。

豊かな自然に恵まれた日本の食材は、健康を維持、増進するためのさまざまな恵みで満たされています。我々が口にする食べ物は、餌ではなく食という文化でもあります。文化とは食材の由来、これを育てた方の努力、そして我々の手元に来るまでの移動についても思いを馳せる必要があります。

古代ギリシャ時代の医師ヒッポクラテスは、「自然から離れれば、病に近づく」と述べたということです。衛生面は改善され、生活は便利になりましたが、一方では、食生活をはじめとする人間の生活習慣が、自然のリズムからどんどん遠ざかっているようにも思われます。人間も自然の一部であることを今一度見直して、自然から遠ざからないように軌道修正したいものです。

「病は口より入りて、禍《わざわい》は口より出る」

古人の教えですが、まさしくその通りです。近頃はインターネットの影響で、さまざまな情報も簡単に手に入ります。口にする物も大事ですが、無意識に見聞きしている情報にも気をつけなくてはいけない時代となりました。その意味で、食物と情報は似ていると思います。取捨選択が重要です。

最後に、本書が皆様の健康作りのお役に立つことを心より祈念させていただきます。

編集協力／塚越小枝子
本文図版／加賀美康彦

満尾　正　みつお・ただし

満尾クリニック院長・医学博士。日本キレーション協会代表。米国先端医療学会理事。日本抗加齢医学会評議員。1957年、横浜生まれ。1982年、北海道大学医学部卒業。内科研修を経て杏林大学救急医学教室講師として救急救命医療に従事。ハーバード大学外科代謝栄養研究室研究員、救急振興財団東京研修所主任教授を経た後、2002年、日本初のキレーション治療とアンチエイジングを中心としたクリニックを赤坂に開設、2005年、広尾に移転、現在に至る。主な著書に『世界の最新医学が証明した長生きする食事』『食べる投資 ハーバードが教える世界最高の食事術』(アチーブメント出版)、『世界最新の医療データが示す 最強の食事術』(小学館)、『医者が教える「最高の栄養」』(KADOKAWA)など多数。

朝日新書
937

ハーバードが教《おし》える 最高《さいこう》の長寿食《ちょうじゅしょく》

2023年12月30日第1刷発行

著　者　満尾　正

発行者　宇都宮健太朗

カバーデザイン　アンスガー・フォルマー　田嶋佳子

印刷所　TOPPAN株式会社

発行所　朝日新聞出版
〒104-8011　東京都中央区築地5-3-2
電話　03-5541-8832（編集）
　　　03-5540-7793（販売）

Published in Japan by Asahi Shimbun Publications Inc.
ISBN 978-4-02-295248-6
定価はカバーに表示してあります。

落丁・乱丁の場合は弊社業務部(電話03-5540-7800)へご連絡ください。
送料弊社負担にてお取り替えいたします。